Noções de Implantodontia Cirúrgica

Nota: A odontologia é uma ciência em constante evolução. À medida que novas pesquisas e a própria experiência clínica ampliam o nosso conhecimento, são necessárias modificações na terapêutica, onde também se insere o uso de medicamentos. Os autores desta obra consultaram as fontes consideradas confiáveis, num esforço para oferecer informações completas e, geralmente, de acordo com os padrões aceitos à época da publicação. Entretanto, tendo em vista a possibilidade de falha humana ou de alterações nas ciências médicas, os leitores devem confirmar estas informações com outras fontes. Por exemplo, e em particular, os leitores são aconselhados a conferir a bula completa de qualquer medicamento que pretendam administrar ou de biomaterial a indicar para se certificar de que a informação contida neste livro está correta e de que não houve alteração na dose ou composição do biomaterial recomendado nem nas precauções e contraindicações para o seu uso. Essa recomendação é particularmente importante em relação a medicamentos introduzidos recentemente no mercado farmacêutico ou raramente utilizados.

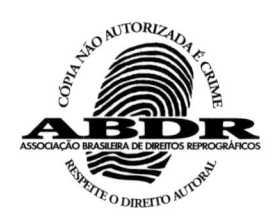

N756 Noções de implantodontia cirúrgica / Organizadores, Léo Kriger, Samuel Jorge Moysés, Simone Tetu Moysés ; coordenadora, Maria Celeste Morita ; autores, Ricardo de Souza Magini, Cesar Augusto Magalhães Benfatti, Júlio César Matias de Souza. – São Paulo : Artes Médicas, 2016.
144 p. : il. color. ; 28 cm. – (ABENO : Odontologia Essencial : parte clínica)

ISBN 978-85-367-0258-2

1. Odontologia. 2. Implantodontia cirúrgica. I. Kriger, Léo. II. Moysés, Samuel Jorge. III. Moysés, Simone Tetu. IV. Morita, Maria Celeste. V. Magini, Ricardo de Souza. VI. Benfatti, Cesar Augusto Magalhães. VII. Souza, Júlio César Matias de.

CDU 616.314-089.843

Catalogação na publicação: Poliana Sanchez de Araujo – CRB 10/2094

SÉRIE ABENO

Odontologia Essencial
Parte Clínica

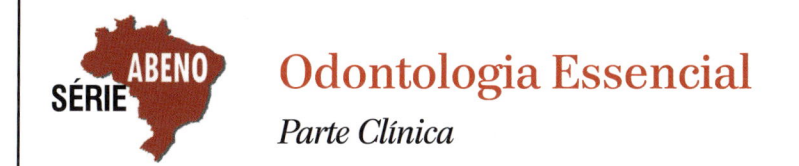

organizadores da série
Léo Kriger
Samuel Jorge Moysés
Simone Tetu Moysés

coordenadora da série
Maria Celeste Morita

Noções de Implantodontia Cirúrgica

Ricardo de Souza Magini
Cesar Augusto Magalhães Benfatti
Júlio César Matias de Souza

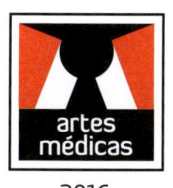

artes médicas
2016

© Editora Artes Médicas Ltda., 2016

Gerente editorial: *Letícia Bispo de Lima*

Colaboraram nesta edição:
Editora: *Mirian Raquel Fachinetto Cunha*
Capa e projeto gráfico: *Paola Manica*
Processamento pedagógico: *Juliana Lopes Bernardino*
Ilustrações: *Vagner Coelho*
Editoração: *Know-How Editorial*

Reservados todos os direitos de publicação, em língua portuguesa, à
EDITORA ARTES MÉDICAS LTDA., uma empresa do GRUPO A EDUCAÇÃO S.A.

Av. Jerônimo de Ornelas, 670 – Santana
90040-340 – Porto Alegre – RS
Fone: (51) 3027-7000   Fax: (51) 3027-7070

Editora Artes Médicas Ltda.
Rua Dr. Cesário Mota Jr., 63 – Vila Buarque
CEP 01221-020 – São Paulo – SP
Tel.: (11)3221.9033 – Fax: (11) 3223.6635

SAC 0800 703-3444 – www.grupoa.com.br

É proibida a duplicação ou reprodução deste volume, no todo ou em parte, sob quaisquer formas ou por quaisquer meios (eletrônico, mecânico, gravação, fotocópia, distribuição na Web e outros), sem permissão expressa da Editora.

IMPRESSO NO BRASIL
PRINTED IN BRAZIL

Autores

Ricardo de Souza Magini Cirurgião-dentista. Professor titular da Universidade Federal de Santa Catarina (UFSC). Especialista em Periodontia pela Faculdade de Odontologia de Bauru da Universidade de São Paulo (FOB/USP). Mestre e Doutor em Periodontia pela FOB/USP.

Cesar Augusto Magalhães Benfatti Cirurgião-dentista. Professor adjunto do Departamento de Odontologia da UFSC. Mestre e Doutor em Odontologia: Implantodontia pela UFSC.

Júlio César Matias de Souza Cirurgião-dentista. Professor visitante do Programa de Pós-Graduação em Odontologia (PPGO) da UFSC. Mestre em Ciência e Engenharia de Materiais pela Universidade Federal do Rio Grande do Norte (UFRN). Doutor em Engenharia Biomédica: Biomateriais pela Universidade do Minho, Portugal, e pela Katholieke Universiteit Leuven, Bélgica. Pós-Doutor pelo Centre Microelectromechanical Systems (CMEMS) da Universidade do Minho, Portugal.

Artur Breno Wanderley Alécio Cirurgião-dentista. Especialista em Implantodontia pela Faculdade de Odontologia da Universidade de Pernambuco (UPE). Mestre em Odontologia: Implantodontia pela UFSC. Doutorando em Odontologia: Implantodontia da UFSC.

Bernardo Born Passoni Cirurgião-dentista. Especialista em Periodontia pela UFSC. Mestre e Doutorando em Odontologia: Implantodontia da UFSC.

Carolina Schäffer Morsch Cirurgiã-dentista. Especialista em Implantodontia pela UFSC. Mestre e Doutoranda em Odontologia: Implantodontia da UFSC.

Caroline Freitas Rafael Professora dos cursos de Especialização em Implantodontia e Aperfeiçoamento em Prótese Dentária do Núcleo Odontológico Especializado (NOE) de Vila Velha – Faculdade de Tecnologia do Ipê (Faipe). Especialista em Prótese Dentária pelo Sindicato dos Odontologistas do Estado do Espírito Santo e em Implantodontia pela Universidade Cruzeiro do Sul (Unicsul). Mestre em Reabilitação Oral pela Universidade Veiga de Almeida. Doutoranda em Odontologia: Implantodontia da UFSC e da Ludwig-Maximmilians Universität, Munique.

Cintia Schiochett Cirurgiã-dentista. Especialista em Periodontia pela UFSC. Mestre e Doutoranda em Odontologia: Implantodontia da UFSC.

Débora Amgarten Ribeiro Cirurgiã-dentista. Especialista em Periodontia pelo Hospital de Reabilitação de Anomalias Craniofaciais (HRAC) da USP. Mestranda em Odontologia: Implantodontia da UFSC.

Elí Jair Rodríguez Ivich Cirurgião-dentista. Especialista em Prótese pela Universidade de Guadalajara, México. Mestrando em Odontologia: Implantodontia da UFSC.

Emiliana Antunes Menegazzo Aluna do Curso de Graduação em Odontologia da UFSC.

Fernando Gabriel Oliveira Mestre em Engenharia de Materiais pela Universidade do Minho, Portugal. Doutor em Engenharia Biomédica pela Escola de Engenharia da Universidade do Minho, Portugal.

Gabriel Leonardo Magrin Cirurgião-dentista. Especialista em Implantodontia pela Faculdade de Odontologia de Piracicaba da Universidade Estadual de Campinas (FOP/Unicamp). Mestrando em Odontologia: Implantodontia da UFSC.

Gabriella Mercedes Peñarrieta Juanito Cirurgiã-dentista. Especialista em Implantodontia pela Faculdade de Ingá (Uninga) e em Prótese Dentária pela FOB/USP. Mestre em Odontoestomatologia pela Universidad Catolica de Santa Maria, Peru, e em

Odontologia: Implantodontia pela UFSC. Doutoranda em Odontologia: Implantodontia pela UFSC. Pesquisadora do Centro de Ensino e Pesquisas em Implantes Dentários (Cepid/UFSC).

José Daniel Suárez Rodríguez   Odontólogo. Mestrando em Odontologia: Implantodontia da UFSC.

José Paulo Macedo   Médico-dentista. Professor de Cirurgia, Medicina e Implantologia Oral da Universidade Fernando Pessoa (UFP). Mestre em Educação Médica pela Universidade Católica Portuguesa (UCP). Mestre de Pesquisa em Ciências Odontológicas pela Universidade de Barcelona (UB). Doutorando em Implantologia da Faculdade de Odontologia da Universidade de Barcelona. Membro da Direcção da Sociedade Portuguesa de Cirurgia Oral.

José Sandro Pereira da Silva   Cirurgião-dentista. Professor adjunto III de Cirurgia Buco-Maxilo-Facial e Implantodontia da UFRN. Professor do Programa de Pós-Graduação em Saúde Coletiva da UFRN. Especialista em Cirurgia e Traumatologia Buco-Maxilo-Faciais pelo Hospital das Clínicas da Faculdade de Medicina da USP (HCFMUSP). Mestre e Doutor em Ciências pela FMUSP.

Juan Felipe Dumes Montero   Cirurgião-dentista. Mestre em Odontologia: Implantodontia pela UFSC. Doutorando em Odontologia: Implantodontia da UFSC.

Letícia M. Bins Ely   Odontóloga. Especialista em Implantodontia pelo Instituto Nacional de Ciências Odontológicas (INCO 25). Mestre em Odontologia: Implantodontia pela UFSC. Doutoranda em Odontologia: Implantodontia da UFSC.

Luís Augusto Rocha   Professor adjunto do Departamento de Física da Faculdade de Ciências de Bauru da Universidade Estadual Paulista Julio de Mesquita Filho (Unesp). Doutor em Engenharia Mecânica pela Universidade do Minho, Portugal. Livre-docente em Biomateriais pela Unesp.

Miguel Noronha Oliveira   Médico-dentista. Mestrando em Odontologia: Implantodontia da UFSC.

Pedro Jorge Gonçalves Pereira   Médico-dentista. Professor de Cirurgia e Medicina Oral e de Implantologia da UFP. Mestre em Pesquisa em Ciências Odontológicas pela UB. Doutorando em Implantologia da UB.

Rodrigo Otávio Melim Passoni   Cirurgião-dentista. Professor de Pós-Graduação em Radiologia e Administração da UFSC, da Associação Brasileira de Cirurgiões-Dentistas, da Universidade da Associação Brasileira de Odontologia (UniABO), da Associação Educativa do Brasil (Soebras), do Centro Odontológico da Ilha (Ceoi) e do Centro Universitário Leonardo da Vinci (Uniasselvi). Diretor técnico da Céfalo-X Diagnóstico por Imagem em Odontologia. Especialista em Radiologia e Imaginologia Dento-Maxilo-Facial pela Escola de Aperfeiçoamento Profissional da Associação Brasileira de Odontologia (EAP/ABO/UFSC) e em Radiologia Médica: Tomografia Computadorizada e Ressonância Magnética pela Clínica Radiológica Dr. Carlos Corrêa. Mestre em Administração pela Universidade do Estado de Santa Catarina (UDESC).

Organizadores da Série Abeno

Léo Kriger   Professor aposentado de Saúde Coletiva da Pontifícia Universidade Católica do Paraná (PUCPR) e da Universidade Federal do Paraná (UFPR). Mestre em Odontologia em Saúde Coletiva pela Universidade Federal do Rio Grande do Sul (UFRGS).

Samuel Jorge Moysés   Professor titular da Escola de Saúde e Biociências da PUCPR. Professor adjunto do Departamento de Saúde Comunitária da Universidade Federal do Paraná (UFPR). Coordenador do Comitê de Ética em Pesquisa da Secretaria Municipal da Saúde de Curitiba, PR. Doutor em Epidemiologia e Saúde Pública pela University of London.

Simone Tetu Moysés   Professora titular da PUCPR. Responsável pela Área de Concentração em Saúde Coletiva (Mestrado e Doutorado) do Programa de Pós-Graduação em Odontologia da PUCPR. Doutora em Epidemiologia e Saúde Pública pela University of London.

Coordenadora da Série Abeno

Maria Celeste Morita   Presidente da Abeno. Professora associada da Universidade Estadual de Londrina (UEL). Doutora em Saúde Pública pela Université de Paris 6, França.

Conselho editorial da Série Abeno Odontologia Essencial

Maria Celeste Morita, Léo Kriger, Samuel Jorge Moysés, Simone Tetu Moysés, José Ranali, Adair Luiz Stefanello Busato.

Prefácio

Prefácio é um texto introdutório que objetiva apresentar a obra ao leitor, prepará-lo para a descoberta do livro, fomentar-lhe o desejo da leitura integral. Momentaneamente, confesso o meu desconforto em realizá-lo; o ineditismo de prefaciar a própria obra escrita em coautoria é difícil. Outrora, apresentei livros de autores conhecidos com orgulho e naturalidade. Admito, contudo, dúvidas em relação a sua utilidade. Os leitores lêem os prefácios? Ou eles são meros exercícios de vaidade de quem os escreve?

Se você, leitor, leu estas linhas introdutórias, os meus dilemas foram respondidos. Assim, prossigo nesta tarefa de exposição.

Educação não transforma o mundo. Educação muda as pessoas. Pessoas transformam o mundo. (PAULO FREIRE)

Se deres um peixe a um homem faminto, irás alimentá-lo por um dia. Se o ensinares a pescar, irás alimentá-lo por toda a vida. (LAO-TSÉ)

O ensino superior no Brasil deve ser contextualizado nas miríades de desigualdades existentes em nossa sociedade, entre as quais podem-se destacar as discrepâncias de distribuição de renda, de acesso à saúde e, principalmente, de ingresso em instituições de educação. Assim, a Universidade possui o dever de formar cidadãos com responsabilidade social e lutar pela diminuição das discrepâncias. Neste contexto, este projeto da Associação Brasileira de Ensino Odontológico (Abeno) em parceria com a Editora Artes Médicas que objetiva democratizar o conhecimento aos alunos dos cursos de Graduação em Odontologia, em suas diversas áreas, é digno de louvor.

A mim resta agradecer a deferência pela oportunidade de escrever e organizar o conteúdo deste livro, uma vez que a implantodontia não representa uma "era de mudança" mas, sim, uma "mudança de era"! Somos privilegiados por trabalhar no espelho da alma: o sorriso! Porém, esse favorecimento nos traz uma responsabilidade imensa.

*Pouca coisa é necessária para transformar uma vida:
amor no coração e sorriso nos lábios.* (MARTIN LUTHER KING)

O conteúdo desta obra foi idealizado para fornecer o saber necessário para a obtenção da tríade saúde/função/estética, desde a anamnese até a etapa de manutenção dos implantes. Neste intuito, tive a regalia de compartilhar a capacidade laboriosa dos professores Cesar Augusto Magalhães Benfatti e Júlio César Matias de Souza, bem como de mestrandos e doutorandos em Implantodontia do Programa de Pós-Graduação em Odontologia da Universidade Federal de Santa Catarina (UFSC).

É pertinente também ressaltar a importância do fenômeno da globalização na educação, que edificou a internacionalização das universidades, facilitou mobilidade discente e docente e aumentou o desenvolvimento social e econômico. Neste cenário, professores de Portugal foram convidados a colaborar com esta obra.

Para finalizar, ressalto que a importância de escrever um texto é expressa no provérbio *verba volant, scripta manent* ("palavras voam, os escritos ficam"). As únicas palavras que se perpetuaram foram proferidas pelo maior dos educadores: Jesus Cristo!

Ricardo de Souza Magini

Sumário

1 | **Anamnese e exame clínico em implantodontia** — 11
Artur Breno Wanderley Alécio
Ricardo de Souza Magini

2 | **Exames laboratoriais** — 23
Gabriel Leonardo Magrin
Ricardo de Souza Magini

3 | **Radiologia aplicada à implantodontia** — 33
Bernardo Born Passoni
Rodrigo Otávio Melim Passoni
Ricardo de Souza Magini

4 | **Planejamento reverso** — 43
Gabriel Leonardo Magrin
José Daniel Suárez Rodríguez
Elí Jair Rodríguez Ivich
Ricardo de Souza Magini

5 | **Princípios básicos de cirurgia** — 53
Débora Amgarten Ribeiro
Miguel Noronha Oliveira
José Paulo Macedo
Pedro Jorge Gonçalvez Pereira
Ricardo de Souza Magini

6 | **Protocolo cirúrgico na instalação de implante: conexão hexagonal e cônica** — 77
Ricardo de Souza Magini
Gabriella Mercedes Peñarrieta Juanito
Letícia M. Bins Ely

7 | **Alterações dimensionais pós-exodontia** — 89
Ricardo de Souza Magini
Emiliana Antunes Menegazzo
Cintia Schiochett
Cesar Augusto Magalhães Benfatti

8 | **Momento da aplicação da carga** — 105
Caroline Freitas Rafael
Carolina Schäffer Morsch
Ricardo de Souza Magini

9 | **Superfícies de implantes dentários** — 115
Júlio César Matias de Souza
José Sandro Pereira da Silva
Fernando Gabriel Oliveira
Luís Augusto Rocha
Ricardo de Souza Magini

10 | **Manutenção dos implantes** — 125
Ricardo de Souza Magini
Juan Felipe Dumes Montero
Emiliana Antunes Menegazzo
Cesar Augusto Magalhães Benfatti
Júlio César Matias de Souza
Cintia Schiochett

Referências — 137

Recursos pedagógicos que facilitam a leitura e o aprendizado!

OBJETIVOS DE APRENDIZAGEM	Informam a que o estudante deve estar apto após a leitura do capítulo.
Conceito	Define um termo ou expressão constante do texto.
LEMBRETE	Destaca uma curiosidade ou informação importante sobre o assunto tratado.
PARA PENSAR	Propõe uma reflexão a partir de informação destacada do texto.
SAIBA MAIS	Acrescenta informação ou referência ao assunto abordado, levando o estudante a ir além em seus estudos.
ATENÇÃO	Chama a atenção para informações, dicas e precauções que não podem passar despercebidas ao leitor.
RESUMINDO	Sintetiza os últimos assuntos vistos.
🔍	Ícone que ressalta uma informação relevante no texto.
⚡	Ícone que aponta elemento de perigo em conceito ou terapêutica abordada.
PALAVRAS REALÇADAS	Apresentam em destaque situações da prática clínica, tais como prevenção, posologia, tratamento, diagnóstico, etc.

1

Anamnese e exame clínico em implantodontia

ARTUR BRENO WANDERLEY ALÉCIO
RICARDO DE SOUZA MAGINI

INTRODUÇÃO

A odontologia engloba o tratamento de patologias da cavidade bucal e seus anexos, envolvendo terapias clínicas e cirúrgicas. O grau de complexidade de um procedimento odontológico está associado aos sinais patognomônicos, à patologia a ser tratada e às condições de saúde do paciente.[1]

Na implantodontia, assim como em qualquer abordagem cirúrgica, devem ser consideradas: a capacitação e formação do profissional e sua equipe de apoio técnico, os ambientes disponíveis, o consultório odontológico (ambulatorial) ou o hospital (ambulatorial e internação).

O acolhimento do paciente na primeira consulta é primordial. Neste momento, o profissional deve esclarecer suas dúvidas e diminuir suas inquietudes e inseguranças, sem comprometer o relacionamento profissional e ético. Independentemente da idade do paciente, deve-se considerar a resolução da ausência dentária e a busca por qualidade de vida no futuro.

OBJETIVOS DE APRENDIZAGEM

- Conhecer a queixa principal do paciente
- Entender como aplicar a ficha de anamnese
- Identificar os fatores de risco previamente à instalação do implante

AVALIAÇÃO PRÉ-OPERATÓRIA

A avaliação pré-operatória objetiva identificar as possíveis doenças que possam comprometer o ato cirúrgico e o pós-operatório, determinar se o paciente pode ser submetido ao procedimento cirúrgico e traçar a conduta adequada para minimizar as morbidades trans e pós-operatória.[2]

A avaliação é realizada por uma anamnese objetiva, que detecta doenças cardiovasculares, pulmonares, hepáticas, renais, endócrinas e hematológicas. Adicionalmente, investiga-se a ocorrência de alergias medicamentosas, antecedentes cirúrgicos, hábitos e vícios

> **ATENÇÃO**
>
> A avaliação pré-operatória deve ser realizada em todos os pacientes, independentemente da idade. Pacientes jovens podem apresentar alterações que muitas vezes são identificadas durante a avaliação odontológica.

(tabagismo, etilismo, drogas ilícitas, etc.), e o uso de medicações que possam interagir com as drogas utilizadas e interferir no procedimento cirúrgico.[3]

A identificação do paciente reúne dados como nome, gênero, data de nascimento, raça, ocupação, estado civil, endereço e demais informações que possam ser úteis em seu reconhecimento.
A avaliação clínica envolve as informações da anamnese somadas ao exame físico, que é o conjunto de técnicas e manobras com intuito de diagnosticar uma doença, buscando os sinais e sintomas com ela relacionados.

As informações coletadas na anamnese são importantes no conhecimento do indivíduo, na compreensão de sua realidade e na determinação de hipóteses diagnósticas, planejamento, prognóstico e execução do tratamento. O questionário deve ser objetivo, com respostas simples (sim/não/às vezes/não sei), porém com possibilidade de complementação, ampliando a reserva de informações.

A verbalização e a transcrição da queixa principal devem auxiliar o cirurgião-dentista na definição das prioridades e da viabilidade do plano de tratamento. O paciente deve, ainda, discorrer sobre seu estado de saúde, incluindo possíveis causas do edentulismo (doença periodontal, cárie ou traumatismo), reconhecimento de doenças, tratamentos clínicos e cirúrgicos atuais ou anteriormente realizados, medicamentos em uso, histórico de saúde familiar, etc.

Indivíduos comprometidos com alterações relevantes de saúde podem demandar cuidados odontológicos e médicos especializados, que influenciam na decisão dos diferentes tempos do tratamento cirúrgico. Após os devidos encaminhamentos e avaliações multidisciplinares, a intervenção cirúrgica pode ser definida como urgente ou eletiva, em tempo postergado ou não recomendada, e até contraindicada.[2-3]

> **LEMBRETE**
>
> Como resultado do aumento da expectativa de vida, a quantidade de pacientes com necessidades especiais no atendimento em consultório odontológico e hospitalar é cada vez maior, e o cirurgião-dentista deve estar preparado para acolher e atender da melhor forma possível.

As enfermidades sistêmicas mais frequentemente reconhecidas ou identificadas na primeira consulta são: hipertensão arterial, valvopatia, insuficiência hepática, diabetes melito, enfermidade renal, doenças pulmonares, alergias e epilepsia. Igualmente, deve ser dada atenção aos obesos (com sobrepeso ou mórbidos), transplantados de órgãos e tecidos além de portadores de biomateriais/eletrônicos (p. ex., marca-passo e *stent*).[3]

EXAME CLÍNICO

Inicia-se o exame clínico no primeiro contato com o candidato à prótese implantossuportada pela verificação e anotação dos sinais vitais – temperatura corporal, frequência cardíaca, frequência respiratória e pressão arterial. Em seguida, realiza-se uma análise mais detalhada para o planejamento com implantes (linha do sorriso, fenótipo tecidual, corredor bucal e formato dos dentes).[4]

O exame clínico pode ser dividido em extrabucal e intrabucal.

EXAME CLÍNICO EXTRABUCAL

A rotina inclui a avaliação dos sulcos decorrentes da expressão facial, do perfil, dos linfonodos, dos cervicais e da abertura bucal.

EXAME CLÍNICO INTRABUCAL

- Verificação da abertura bucal;
- Palpação dos músculos da mastigação;
- Análise das dimensões verticais de repouso (DVR) e oclusão (DVO);
- Avaliação na máxima intercuspidação habitual (MIH) e/ou relação de cêntrica (RC);
- Observação dos movimentos excursivos (lateralidade e protrusão);
- Determinação das relações maxilo-mandibulares;
- Palpação para analisar afilamentos da crista óssea, concavidades ósseas e profundidade do vestíbulo;
- Detecção prévia de reabsorções horizontais e/ou verticais;
- Verificação da quantidade/qualidade da mucosa ceratinizada, recessões marginais e inserções de freios e bridas;
- Exame de mucosa jugal, assoalho bucal, palato e língua;
- Avaliação da odontologia restauradora;
- Verificação da existência de inflamações agudas (contraindicações relativas) e fístulas;
- Análise da mobilidade dental;
- Exame periodontal:
    1. Profundidade de sondagem = Medida da margem gengival ao final do sulco gengival clínico;
    2. Nível de inserção = Medida da junção amelocementária ao final do sulco gengival clínico;
    3. Sangramento a sondagem = Parâmetro clínico mais sensível para diagnosticar inflamação gengival;
    4. Supuração;
    5. Furca.

A higiene adequada é fator determinante para prevenção de **gengivite** e **mucosite.** A natureza multifatorial e a especificidade bacteriana reduzem a importância da higiene bucal na determinação do aparecimento das **periodontites.**

A escovação e métodos adicionais de limpeza, em intervalos regulares, são procedimentos eficazes no controle mecânico do biofilme bacteriano. Entretanto, inexiste um meio universal, ou seja, certos princípios podem ser aplicados à maioria das pessoas, contudo, não há um que seja adequado para todos. Um programa específico deve ser prescrito para cada indivíduo.

CLASSIFICAÇÃO DO TIPO DO EDENTULISMO

O edentulismo pode ser classificado como unitário, parcial ou total.

Todas as modalidades de edentulismo podem ser tratadas, com previsibilidade, por próteses implantossuportadas. A veracidade dessa afirmação é comprovada por estudos longitudinais e multicêntricos.

Todavia, as reabilitações unitárias ou parciais são mais problemáticas do que as totais, e vários estudos sugerem que patógenos periodontais podem ser transmitidos de dentes residuais, portadores de doença periodontal para os sítios dos implantes. Essa teoria é suportada pela evidência de similaridade entre os biofilmes dos dentes e dos implantes.

ETIOLOGIA DO EDENTULISMO

A etiologia do edentulismo é importantíssima na estimação do risco ao fracasso da osseointegração.

A exodontia pode apresentar causas diversas, tais como: cárie, periodontite ou trauma. Entre essas, são preocupantes as periodontites e as desordens oclusais.

ANÁLISE DA LINHA DO SORRISO

A localização da **linha do sorriso** é uma prioridade estética. Na linha de sorriso baixa (dental), os requisitos estéticos podem ser secundários. Contudo, na alta (gengiva ou mucosa), a estética é prioritária. Frequentemente, sítios requerem manipulação dos tecidos ósseos (técnicas que objetivam o aumento da quantidade óssea, tais como enxertos ósseos, substitutos dos enxertos ósseos, regeneração óssea guiada e distração osteogênica) e dos tecidos moles peri-implantares (técnicas que pretendem aumentar a quantidade e/ou qualidade da mucosa ceratinizada, aprofundar o vestíbulo, criar "papilas" e recobrir intermediários e/ou implantes).

Inicialmente é importante que o cirurgião-dentista solicite exames radiográficos preliminares (levantamento periapical e radiografia panorâmica) e realize moldagem das arcadas para obtenção de modelos de estudo.

O diagnóstico, o plano de tratamento e o prognóstico são realizados pelo profissional e discutidos com o paciente e seus familiares. O diagnóstico será obtido por meio da avaliação de todas as informações do exame clínico, somadas aos exames associados. A partir das hipóteses diagnósticas será elaborado o planejamento terapêutico visando à saúde, função e estética.

No pré-operatório, o paciente será encaminhado para avaliações clínicas médicas e odontológicas. Os exames laboratoriais solicitados pelo cirurgião-dentista poderão ser complementados em caso de necessidade. Se a intervenção for realizada em ambiente hospitalar, sob efeito de anestesia local assistida com sedação ou anestesia geral, o médico anestesista fará o exame pré-anestésico.[5]

A partir da indicação de anestesia, a *American Society of Anesthesiologists* (ASA)[6] classifica os pacientes quanto ao risco cirúrgico em seis categorias, associando a morbidade/mortalidade anestésica ao estado físico do paciente. Essas recomendações têm sido cada vez mais observadas em intervenções e tratamentos odontológicos.[7]

LEMBRETE

A idade não é considerada um fator de risco operatório, entretanto, pacientes nos extremos de idade apresentam maior risco e, desta forma, os procedimentos devem ser indicados com cautela.

CLASSIFICAÇÃO QUANTO AO RISCO ANESTÉSICO DE ACORDO COM A AMERICAN SOCIETY OF ANESTHESIOLOGIST (ASA)[6]

- ASA I – Paciente saudável, sem nenhum distúrbio sistêmico;
- ASA II – Paciente com doença sistêmica leve a moderada;
- ASA III – Paciente com distúrbio sistêmico severo, que limita a sua atividade, mas não o incapacita;
- ASA IV – Paciente com distúrbio sistêmico grave, com risco iminente de morte;
- ASA V – Paciente em fase terminal cuja expectativa de vida é inferior a 24 horas;
- ASA VI – Paciente com morte cerebral declarada cujos órgãos serão doados;
- ASA-E – Operação de emergência de qualquer variedade.

CONDUTA CLÍNICA

ASA I: o plano de tratamento deve ser mantido.

ASA II: pertencem a esta categoria pacientes que apresentam: ansiedade extrema, história de mal-estar ou síncope; obesidade moderada; mais de 65 anos; hipertensão arterial controlada; diabetes tipo 2 controlado; distúrbios convulsivos controlados; asma com uso eventual de broncodilatador em aerossol; tabagismo sem doença pulmonar obstrutiva crônica; angina estável assintomática; história de infarto do miocárdio ocorrido há mais de 6 meses sem sintomatologia. O médico clínico assistente deve ser consultado para esclarecimentos sobre o estado de saúde desses pacientes, ainda que apresentem risco mínimo para complicações anestésicas durante o tratamento odontológico.

ASA III: pertencem a esta categoria pacientes que apresentam: diabetes tipo 1 controlado; obesidade mórbida; hipertensão arterial entre 160-194 a 95-99 mmHg; episódios frequentes de angina do peito com sintomas após exercícios leves; insuficiência cardíaca congestiva com edema de tornozelos; doença pulmonar obstrutiva crônica; ocorrências rotineiras de convulsão ou crise asmática; tratamento quimioterápico; hemofilia; história de infarto do miocárdio ocorrido há mais de 6 meses com sintomatologia (angina ou falta de ar). Os procedimentos eletivos não estão contraindicados, mas há maior risco no atendimento. Portanto, nesses casos, deve-se também contatar a equipe médica. Procedimentos complexos e longos devem ser evitados em tais pacientes.

ASA IV: pertencem a esta categoria pacientes que apresentam: dor no peito ou falta de ar, mesmo quando sentados sem atividade; incapacidade de andar ou subir escadas; angina, que piora mesmo com a medicação; história de infarto do miocárdio ou de acidente vascular encefálico ocorrido há menos de 6 meses que necessitam de administração suplementar de oxigênio continuamente. Neste caso, quando possível, os procedimentos odontológicos eletivos devem ser adiados até que haja uma melhora das condições sistêmicas do paciente, classificando-o como ASA III. O atendimento

> **ATENÇÃO**
>
> A classificação ASA[6] é utilizada somente para procedimentos cirúrgicos eletivos, como é o caso das cirurgias para instalação de implantes.

odontológico de urgência deve ser conservador e realizado em ambiente hospitalar sob acompanhamento médico.

ASA V: pertencem a esta categoria pacientes que apresentam: doença renal, hepática ou infecciosa em estágio final ou câncer em fase terminal. Os procedimentos eletivos são contraindicados. As urgências odontológicas devem receber cuidados paliativos.

ASA E: usada para modificar uma das classificações acima, ou seja, ASA IV-E.

Para tratamento de cardiopatas, alguns cuidados são importantes quanto aos procedimentos cirúrgicos, entre eles: planejar um maior número de procedimentos na mesma sessão, expondo menos o paciente aos antibióticos (no risco de endocardite bacteriana).

Muitos pacientes fazem uso de anticoagulantes e antiagregantes plaquetários para prevenção e tratamento de condições tromboembólicas. O efeito colateral dessa terapia é o risco de hemorragias, principalmente durante os procedimentos cirúrgicos.

ANTICOAGULANTES: compreendem heparinas e anticoagulantes orais. Heparina de baixo peso molecular interferem com fatores de coagulação e função plaquetária, assim, estão indicadas em prevenção primária (heparina em minidoses), tratamento (trombose venosa, embolia pulmonar, angina instável e infarto agudo do miocárdio) e prevenção secundária de doenças tromboembólicas (tromboembolismo venoso e angina instável).

ANTIPLAQUETÁRIOS: interferem na agregação plaquetária, o que explica a atividade antitrombolítica. São indicados em prevenção primária e secundária de acidentes isquêmicos cardiovasculares (angina estável e instável, infarto agudo do miocárdio) e cerebrovasculares (acidente vascular encefálico). Ácido acetilsalicílico, em baixas doses (50 a 320 mg), exerce esse efeito.

Em usuários destes medicamentos, previamente ao procedimento cirúrgico, deve-se consultar o médico que faz o acompanhamento sobre a possibilidade de suspensão da medicação.[8]

A seguir estão listadas algumas condições sistêmicas que podem influenciar o procedimento cirúrgico.

ANSIEDADE

Existe um estigma relacionado à dor e ao desconforto que podem ser desencadeados durante o tratamento. Atualmente, a dor durante o tratamento odontológico é totalmente controlada pelas técnicas anestésicas. Porém, o profissional deve ter controle das sensações de **fundo psicológico,** como o medo e a ansiedade.[9]

A maioria das alterações sistêmicas tem suas reações adversas durante um tratamento odontológico, desencadeadas ou potencializadas pelo quadro de estresse gerado pelo procedimento. Dessa forma, o seguinte protocolo para redução da ansiedade é preconizado:

- Antes da consulta, minimizar o tempo do paciente na sala de espera e considerar o uso de sedativos;

- Durante a consulta, manter contato verbal com o paciente, evitar barulhos desnecessários, manter instrumentais fora da visão do paciente, colocar música ambiente para relaxar, usar anestesia adequada e considerar o uso de sedativos;

- Após a consulta, as instruções pós-operatória devem ser claras, informar sobre possíveis reações esperadas (edema, trismo, hematomas, etc.), utilizar analgesia afetiva e dar opções de contato.

HIPERTENSÃO ARTERIAL

É o termo utilizado para definir a pressão arterial (PA) cronicamente elevada. Pode danificar as artérias, embora esse feito ocorra muito lentamente, ao longo de vários anos. A hipertensão arterial sistêmica (HAS) é altamente prevalente, e sua ocorrência eleva progressivamente com o aumento da idade. Isso ocorre, em parte, devido à perda da elasticidade das paredes arteriais resultante do processo de envelhecimento. Estima-se que 60% das pessoas acima de 60 anos sejam hipertensas. É considerado um importante fator de risco para aterosclerose e outros eventos como infarto do miocárdio, angina *pectoris*, acidente vascular encefálico (AVE) e outras complicações (p. ex., insuficiência renal e doença arterial periférica).

A terapia mais utilizada para o tratamento do HAS é a farmacologia. Existem 5 tipos de medicamentos utilizados na terapia inicial: diuréticos, receptores antagonistas adrenérgicos, enzimas inibidoras de concessão, angiotensores e bloqueadores de canal de cálcio. Cada medicação tem sua propriedade de agir, podendo causar xerostomia como efeito colateral mais comum.

É importante saber que o cirurgião jamais pode interromper o tratamento da hipertensão, nem mesmo utilizar medicamento com o intuito de diminuir a pressão arterial. Os procedimentos cirúrgicos não devem ser realizados com medida acima de 140/90 mmHg. Casos em que as medidas encontram-se acima de 150/100 mmHg, devem ser encaminhados para a avaliação médica deve ser considerado. O cirurgião deve monitorar a tensão antes, durante e após o procedimento cirúrgico, assim como certificar-se de que o paciente esteja fazendo uso da medicação prescrita pelo médico.[10]

ANGINA PECTORIS

Angina *pectoris* é a expressão clínica da doença arterial coronariana, principal causa do infarto agudo do miocárdio; é o sinal de uma isquemia cardíaca transitória, e se caracteriza por dor torácica súbita com ou sem sensação de pressão ou queimação. A sintomatologia tem curta duração e a intensidade pode variar, podendo ser desencadeada através de estímulos externos como é o caso do estresse durante uma consulta odontológica. Geralmente, a crise cessa com a utilização de um agente vasodilatador coronariano (via sublingual).

O tratamento cirúrgico pode ser realizado em pacientes portadores de angina estável e com história de infarto do miocárdio com mais de 6 meses; deve-se considerar medicação com nitroglicerina e, geralmente, o paciente tem seu próprio suprimento. Durante os procedimentos odontológicos, deve-se assegurar um bom controle da ansiedade e da dor.[11]

INFARTO DO MIOCÁRDIO

É a necrose ("morte") de uma região do músculo cardíaco em consequência de uma interrupção abrupta do suprimento sanguíneo que irriga tal região (Fig. 1.1). Manifesta-se, em geral, por meio de dor semelhante à da angina, porém, mais intensa e duradoura (em média 30 minutos), constritiva, irradiada para o braço direito e/ou esquerdo.

Indivíduos com suspeita de angina instável ou infarto agudo do miocárdio devem receber ácido acetilsalicílico 160 a 325 mg, dinitrato de isossorbida 5 mg sublingual até 3 vezes, com intervalo de 3 a 5 minutos, e opioide, se disponível.

Procedimentos cirúrgicos somente podem ser realizados em pacientes que apresentam angina estável e infarto do miocárdio com mais de 6 meses, salvo consentimento do médico responsável.

Pacientes que fazem uso contínuo de anticoagulantes e antiagregantes devem ser encaminhados ao médico para uma possível suspensão/alteração da medicação, diminuindo o risco de hemorragias. Geralmente, o ácido acetilsalicílico é suspenso por 7 a 10 dias antes do procedimento cirúrgico, reiniciando no dia seguinte à cirurgia. Para os anticoagulantes, em geral, é preciso reduzir a atividade de protrombina para 1,5 vezes do normal (INR < 3).[8,10-12]

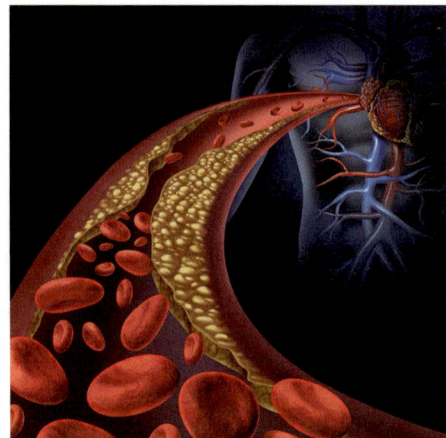

Figura 1.1 – O estreitamento das artérias, causado por aterosclerose, é importante fator de risco para angina e infarto agudo do miocárdio.

ACIDENTE VASCULAR ENCEFÁLICO

Também chamado de acidente vascular cerebral (AVC), apoplexia ou derrame, o acidente vascular encefálico pode ser **isquêmico** ou **hemorrágico** (Fig. 1.2). Caracteriza-se pela interrupção do fluxo sanguíneo para uma determinada área do cérebro. Deve-se ter cuidado para que tal evento não ocorra durante o procedimento cirúrgico em consequência de uma crise hipertensiva, de hipotensão potencializada por medicamentos ou de hemorragia devido à terapia com anticoagulantes ou antiagregantes plaquetários como o ácido acetilsalicílico.[9,11]

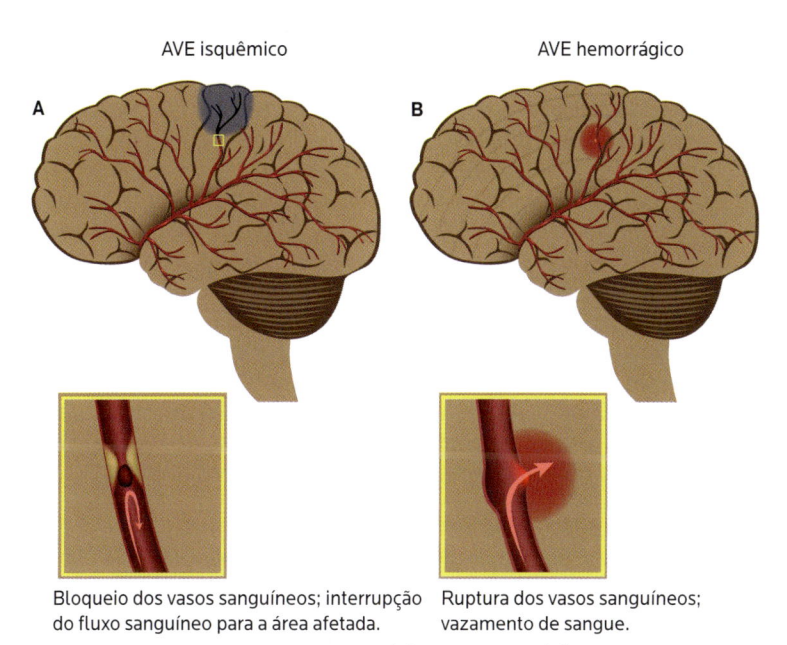

Figura 1.2 – Acidente vascular encefálico (A) isquêmico e (B) hemorrágico.

ANEMIA

É uma alteração caracterizada pelos baixos valores de hemoglobina ou do hematócrito (Fig. 1.3). É geralmente causada pela perda de sangue e deficiência de íons ferro e vitamina B. Os sintomas costumam ser cansaço, fraqueza, dificuldade de concentração, insônia e palidez da conjuntiva ocular e surgem quando os níveis do hematócrito estão abaixo de 30%, que devem ser compensados previamente ao procedimento cirúrgico.[12]

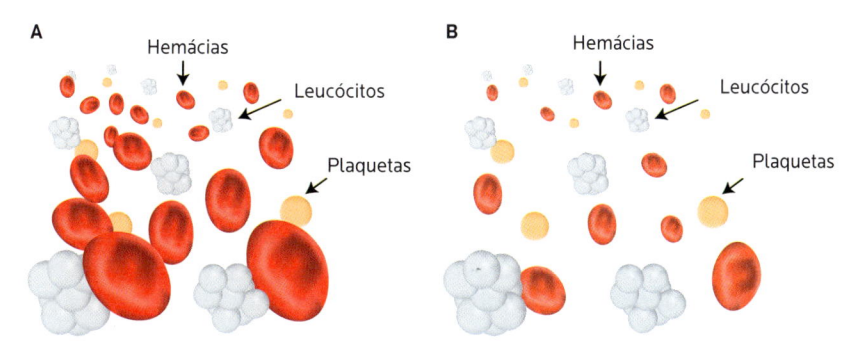

Figura 1.3 – Níveis (A) normal de hemoglobina e (B) representativo de anemia.

DIABETES MELITO

É uma síndrome de etiologia múltipla que promove alterações metabólicas e, embora possa ocorrer em qualquer idade, apresenta maior prevalência na população idosa; ressalta-se a prevalência e a incidência alta de edentulismo nessa população.

A classificação atual do diabetes melito, proposta pela *American Diabetes Association* (ADA),[13] inclui dois tipos principais da doença, o tipo 1 e o tipo 2, além da chamada intolerância oral à glicose e diabetes gestacional. O diabetes é decorrente da ausência absoluta ou

LEMBRETE

No planejamento cirúrgico, o médico pode ser consultado acerca da possibilidade de ajustes nas doses de insulina e hipoglicemiantes orais, visto que, devido ao edema e ao desconforto pós-operatório, o paciente diminui a ingestão de alimentos.

> **ATENÇÃO**
>
> É indicado o controle adequado da ansiedade, pois o estresse cirúrgico induz a secreção de catecolaminas pelas glândulas suprarrenais, desencadeando o processo de glicogenólise hepática, que leva ao aumento dos níveis de glicemia no paciente diabético.

relativa de insulina. Diabetes do tipo 1 (autoimune) decorre da deficiência quase absoluta de insulina por defeito das células beta armazenadas nas ilhotas pancreáticas que são responsáveis pela produção de insulina. Em geral, acomete indivíduos na infância ou início da adolescência, porém, pode surgir em qualquer faixa etária. O tratamento requer uso de insulina. Diabetes do tipo 2 está associado às alterações de secreção de insulina e sensibilidade de órgãos-alvo, levando à resistência dos receptores periféricos à ação da insulina. Em resumo, o pâncreas não produz insulina suficiente ou o corpo não consegue utilizar adequadamente a insulina que produz. Normalmente, ocorre em pessoas na idade adulta; contudo, pode aparecer em jovens, devido aos maus hábitos alimentares, sedentarismo e excesso de peso. Nesse tipo de diabetes, o tratamento normalmente é realizado pela redução alimentar, prática de atividades físicas e uso de medicação oral. No entanto, em alguns casos, é necessário utilizar insulina.[14]

No momento da anamnese, o cirurgião-dentista deve estar atento aos sintomas que indicam um diabetes melito não diagnosticado, tais como: xerostomia, polidpsia (excesso de sensação de sede), poliúria (micções frequentes), polifagia (fome exagerada), perda de peso, fraqueza, fadiga, nervosismo, náuseas, infecções frequentes e dificuldade na cicatrização de feridas.

Sabe-se que, em pacientes descompensados, a cicatrização de feridas cirúrgicas fica comprometida e, por essa razão, há contraindicação de qualquer procedimento cirúrgico eletivo. Em pacientes diabéticos compensados, o tratamento cirúrgico pode ser realizado normalmente. Para saber se o paciente está fazendo controle adequado, a *American Diabetes Association* recomenda o exame de hemoglobina glicosilada ou glicada (HbA1c).[15]

OSTEOPOROSE

É um distúrbio osteometabólico caracterizado pela diminuição da densidade mineral óssea (DMO), com deterioração da microarquitetura óssea, levando a um aumento da fragilidade esquelética e do risco de fraturas (Fig. 1.4). Segundo a *National Osteoporosis Fundation*,[16] um terço das mulheres e um quinto dos homens com mais de 50 anos de idade irão experimentar fraturas osteoporóticas. O risco combinado de fraturas do antebraço, quadril e vértebras é de aproximadamente 40%, equivalente ao risco para doença cardiovascular. Esta condição atinge 2 vezes mais as mulheres do que os homens como resultados da diminuição dos níveis de estrógeno no período da menopausa ou após a remoção dos ovários.

Com relação à osseointegração, os estudos não demonstram uma associação entre a baixa densidade óssea e a falha na osseointegração. Porém, atenção deve ser dada aos pacientes com osteoporose que fazem uso de bifosfonatos. Apesar de não haver contraindicação total para procedimentos cirúrgicos, é importante ficar atento durante o planejamento para instalação de implantes, pois existe o risco de desenvolvimento de **osteonecrose**.[17]

ASMA BRÔNQUICA

É uma doença pulmonar obstrutiva, caracterizada pela reatividade da traqueia e brônquios a vários estímulos que se manifestam clinicamente por meio do estreitamento das vias aéreas (Fig. 1.5).

Os ataques podem ser desencadeados por situações de estresse, como consultas odontológicas, ou fatores específicos, como a exposição a alérgenos específicos. Deve-se ter cuidado com pacientes alérgicos aos sulfitos, pois são utilizados como conservantes incorporados aos anestésicos com vasoconstrictores adrenérgicos. Pacientes asmáticos tratados cronicamente com corticoide sistêmico podem ter dificuldade de cicatrização pós-operatória e aumento do risco de infecção por imunossupressão.[18]

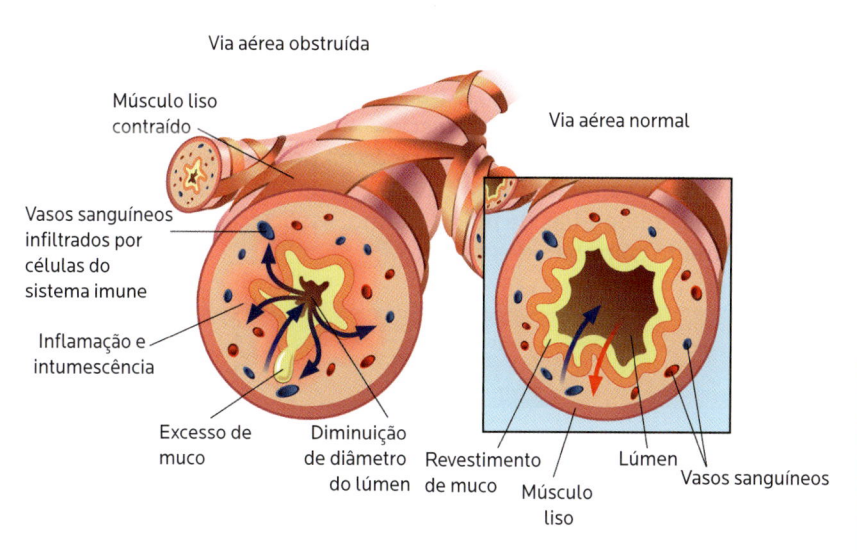

Figura 1.5 – Imagem de via aérea obstruída, representativa de asma brônquica, e normal.

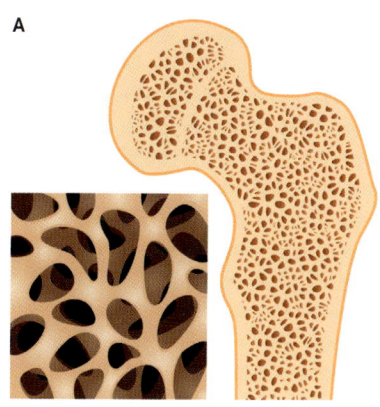

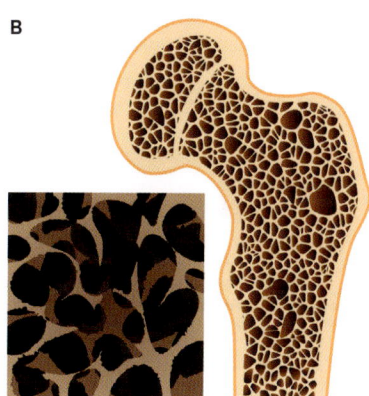

Figura 1.4 – (A) Osso normal e (B) com osteoporose.

TABAGISMO

Existem fatores externos que também influenciam bastante durante o planejamento com implantes. O fumo é considerado um destes fatores, pois exerce efeitos locais e sistêmicos, tais como imunossupressão devido ao decréscimo na população de linfócitos (T, T4 e T8) e diminuição nas funções do linfócito T auxiliar (T-*helper*), com consequente comprometimento da produção de imunoglobulinas. O tabaco ainda diminui a quimiotaxia e a fagocitose dos neutrófilos e aumenta a liberação de mediadores da inflamação (prostaglandinas-E_2, fator de necrose tumoral-alfa e interleucina-6) pelos monócitos, podendo contribuir com a perda óssea peri-implantar e a falha na osseintegração.[19-21]

IDADE

A idade não tem influência na taxa de sucesso em relação a implantes instalados em adultos jovens e idosos saudáveis.

Devido a alta taxa de sucesso dos implantes a longo prazo, sua utilização tem sido estimulada para o tratamento de agenesias e traumatismos dentais (avulsões e fraturas corono-radiculares) em crianças e adolescentes. Entretanto, a osseintegração assemelha-se à anquilose. Desta forma, o implante não acompanha o crescimento ósseo e o irrompimento contínuo e espontâneo dos dentes naturais. Isso pode prejudicar a estética (posicionamento do implante em relação aos dentes adjacentes e antagonistas) e o desenvolvimento das arcadas. Assim, a instalação de implantes deve, geralmente, ser protelada até o surto de crescimento na puberdade.

Existe uma dúvida em relação à idade mínima para instalação de implantes osseointegrados e a resposta deve ser baseada em algumas considerações e fundamentos. A idade cronológica é um parâmetro, contudo é ineficiente para prever o término do crescimento esquelético. Em meninas, o crescimento termina por volta dos 16 anos; em meninos, por volta dos 17 e 18 anos.

Os métodos mais previsíveis para definir o final do crescimento esquelético são: superposição de traçados cefalométricos (a cada 6 meses), acompanhamento do crescimento durante pelo menos 2 anos (inferior a 0,5 mm/mês), alteração na posição dos dentes (com erupção do segundo molar), avaliação da idade esquelética por meio das radiografias de mão e punho, associação dos métodos e irrompimento completo dos caninos.[22]

CONSIDERAÇÕES FINAIS

Consentimento informado

Documento formulado com base na autonomia do paciente. Inclui as informações prestadas pelo profissional referentes às alternativas terapêuticas e suas possibilidades de sucesso, risco, sequelas ou complicações. Após sua discussão, havendo concordância, deve ser assinado pelo paciente ou por seu representante legal.

O **laudo profissional** e o **consentimento informado** devem ser redigidos de forma clara, a fim de evitar dificuldades de compreensão, e devem ser apresentados ao paciente ou ao seu representante legal. Este documento não se resume à mera adesão do paciente à proposta do profissional ou permissão para a realização do tratamento. Por meio dele, o paciente toma uma decisão consciente e voluntária quanto à realização de um tratamento ou à eleição de outra opção.

2

Exames laboratoriais

GABRIEL LEONARDO MAGRIN
RICARDO DE SOUZA MAGINI

INTRODUÇÃO

O processo de diagnóstico passa por etapas fundamentais, abordadas neste livro, que são a **anamnese** e o **exame clínico**. Porém, aproximadamente um quinto dos pacientes odontológicos apresentam doenças sistêmicas não diagnosticadas e que, consequentemente, não são relatadas no histórico de saúde.[1] Ainda, a necessidade de investigação do estado de saúde pré-operatório de pacientes que serão submetidos a procedimentos cirúrgicos não pode ser mensurada apenas pelas manobras semiológicas tradicionais.[2] É neste contexto que utilizam-se os **exames complementares**, importantes instrumentos no diagnóstico do estado de saúde individual.

Acredita-se que, devido à faixa etária média, a quantidade de pacientes candidatos à terapia com implantes dentários que possuem doenças sistêmicas não relatadas seja ainda maior.[1] Muitas destas patologias têm influência direta no resultado e no sucesso a longo prazo, o que pode modificar também os protocolos terapêuticos adotados. Uma vez que estes tratamentos sempre envolverão, no mínimo, uma etapa cirúrgica, os testes laboratoriais são utilizados rotineiramente para suplementar o diagnóstico e o plano de tratamento.

Os testes laboratoriais, por mais sofisticados que sejam, não devem ser considerados obrigatórios para todos os pacientes. É preciso reconhecer a real necessidade do exame, o estado físico do paciente e o tipo de procedimento que será realizado, para que os exames mais indicados sejam solicitados, considerando seus riscos e benefícios.[2] O cirurgião-dentista sempre deve ter consciência que estes são exames complementares, e que a anamnese e o exame clínico são **soberanos** na elaboração do diagnóstico.

A interpretação dos exames laboratoriais não se faz apenas pela verificação dos valores arbitrados, como de referências de normalidade.[2]

OBJETIVOS DE APRENDIZAGEM

- Caracterizar a inserção dos exames laboratoriais na implantodontia
- Apresentar os principais exames para o manejo do paciente que passará pelo tratamento com implantes dentários
- Dar noções de interpretação dos resultados dos exames laboratoriais

LEMBRETE

É importante que o cirurgião-dentista oriente o paciente quanto ao preparo necessário para alguns exames laboratoriais, como tempo de jejum e redução de atividades físicas. Se o profissional desconhecer esses cuidados, ele deve pedir para que o paciente entre em contato com o laboratório que realizará os exames.

Considerar as características individuais do paciente, as possíveis falhas das técnicas laboratoriais e a relevância daquele dado específico para a condução do caso também são fatores muito importantes. Entender os resultados desses testes é de grande valia para a compreensão do quadro clínico e planejamento do caso.[2-4] Sabe-se que o assunto é amplo demais para ser esgotado em poucas páginas, mas o objetivo deste capítulo consiste em despertar o interesse de alunos e profissionais de odontologia para a necessidade do estudo constante do assunto, uma vez que o tema está em contínua mudança com o surgimento de novos testes e novos parâmetros de avaliação.

EXAMES HEMATOLÓGICOS

Os exames hematológicos são realizados a partir de amostras de sangue venoso e possuem grande importância na avaliação pré-cirúrgica de pacientes. São também os exames mais comumente requisitados para a implantodontia. Nesta categoria de exames, destacam-se o hemograma, o coagulograma e a análise bioquímica do soro.

HEMOGRAMA

O hemograma é considerado um exame laboratorial de rotina e avalia quantitativa e qualitativamente os elementos figurados do sangue.[1-5] As suas principais indicações incluem as suspeitas de doenças relacionadas às alterações na hematopoiese e o diagnóstico de estados mórbidos que determinam alterações na parte celular do sangue (p. ex., neutropenia, agranulocitose, anemias, etc.).

Na implantodontia, este exame é utilizado na investigação de três situações clínicas importantes: disfunções eritrocitárias, disfunções leucocitárias e distúrbios hemorrágicos.
O hemograma pode ser dividido em três partes: eritrograma, leucograma e contagem de plaquetas.

ERITROGRAMA

O eritrograma irá avaliar a séria vermelha ou eritrocitária do sangue. Os dados desse exame auxiliam no diagnóstico, quantificação e classificação das doenças hematológicas. Suas determinações incluem: contagem de eritrócitos, dosagem de hemoglobina e o hematócrito.[1-5]

CONTAGEM DE ERITRÓCITOS

Também chamada de hematometria, este procedimento quantifica o número de eritrócitos por milímetro de sangue.[2,4] Os valores médios situam-se entre **4,5 e 6 milhões/mL para homens e 4 e 5,5 milhões/mL para mulheres**. A contagem elevada consiste na eritrocitose e pode resultar em policitemia, disfunção cardíaca ou síndrome de Cushing.[2] A alteração mais comum é a contagem reduzida, que indica quadros de anemia.

SAIBA MAIS

Os eritrócitos (ou hemácias) são responsáveis pelo transporte de oxigênio e dióxido de carbono através do corpo. São os elementos celulares que estão em maior número no sangue. Além do carregamento de moléculas através da hemoglobina, os eritrócitos também são importantes no controle do pH sanguíneo.

DOSAGEM DE HEMOGLOBINA

Representa a quantidade em gramas de hemoglobina existente em 100 mL de sangue.[1-4] Os valores de referência são de **14 a 18 g/100mL para homens** e **12 a 16 g/100mL para mulheres**. Outro nome para este índice é hemoglobinometria.[4]

> Para a implantodontia, o limiar de 10 g/dL é normalmente aceito no pré-cirúrgico. Este limiar depende do estado de saúde do paciente e da perda de sangue prevista no procedimento, podendo, em alguns casos, considerarmos como apto para a cirurgia o limiar de 8 g/dL.[1]

Existem evidências de que pacientes fumantes podem apresentar índices maiores de hemoglobinometria, devido a uma maior concentração de hemoglobina no sangue, podendo gerar aumentos de 0,5 a 2,2 g/100 mL no resultado, quando comparados com não fumantes.[2,4]

HEMATÓCRITO

O hematócrito, ou volume globular médio, é a porcentagem de massa de eritrócitos em relação ao volume original de sangue, ou seja, é a relação entre a parte sólida e a parte líquida do sangue.[1-5] Os valores de referência são de **40 a 54% para homens** e **37 a 47% para mulheres**.[4] Este cálculo é normalmente realizado por uma amostra de 100 mL de sangue anticoagulado, que é centrifugado e então comparado à coluna de eritrócitos com a coluna de sangue total. Este é o principal indicador de anemia ou perda sanguínea. Assim, o hematócrito deve ser avaliado sempre que houver suspeita dessas condições (Fig. 2.1).

ÍNDICES HEMATOMÉTRICOS OU ERITROCÍTICOS

VOLUME CORPUSCULAR MÉDIO (VCM)

Determina a média de volume de cada eritrócito sobre o hematócrito. Para se obter um valor de VCM, divide-se o valor do hematócrito pela contagem de eritrócitos. Os valores de **80 a 94 fL** (1 fentolitro = 10^{-15} litro) são considerados normais.[2]

> Valores acima de 94 fL são considerados macrocitose, cuja causa mais comum é o alcoolismo e a cirrose. Valores abaixo de 80 fL são considerados microcitose, e a principal causa é a deficiência crônica de ferro.[2,4]

HEMOGLOBINA CORPUSCULAR MÉDIA (HCM)

> Representa a quantidade em valores absolutos (em peso) de hemoglobina contida em cada eritrócito. Sua expressão é feita pela divisão do nível sanguíneo de hemoglobina pela contagem de eritrócitos. A faixa de normalidade vai de 27 a 32 pg (1 picograma = 10^{-12} gramas).[2]

Valores elevados de HCM (acima de 32 pg) determinam a anemia megaloblástica, enquanto valores diminutos (abaixo de 27 pg) representam a anemia ferropriva.[2]

SAIBA MAIS

A hemoglobina (Hb) é a proteína responsável pelo transporte de oxigênio no sangue e representa quase 95% do peso seco de um eritrócito. A quantidade de hemoglobina e o total de eritrócitos são indicadores da capacidade de oxigenação dos tecidos.

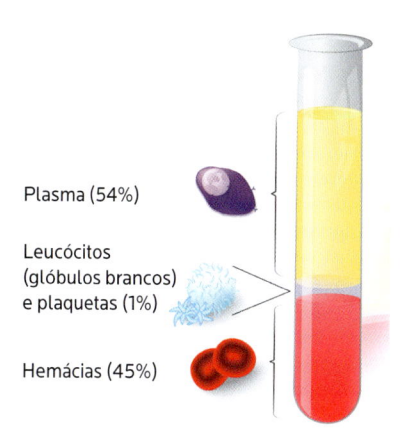

Plasma (54%)

Leucócitos (glóbulos brancos) e plaquetas (1%)

Hemácias (45%)

Figura 2.1 – Representação da obtenção do hematócrito. Através da centrifugação, obtêm-se três fases da amostra. A relação em porcentagem dos eritrócitos em relação a toda coluna é o hematócrito.

CONCENTRAÇÃO DE HEMOGLOBINA CORPUSCULAR MÉDIA (CHCM)

Corresponde à concentração, em porcentagem, de hemoglobina por eritrócito. Chega-se a esse valor dividindo a quantidade de hemoglobina pelo hematócrito. A concentração normal é de **31 a 35%**.[2,4]

Valores de 36% ou superiores representariam hipercromia, mas são impossíveis de serem obtidos, uma vez que 35% representa o valor de saturação de hemoglobina. Valores de 30% ou inferiores são hipocrômicos e são indicadores de anemias.[4]

ESTUDO MICROSCÓPICO DO ERITROGRAMA

É constituído da observação microscópica do esfregaço do sangue, a fim de examinar qualitativamente o eritrograma.[2] Os registros mais comuns são:

ANISOCITOSE: representa o tamanho do eritrócito. Pode-se ter normocitose, macrocitose ou microcitose.

PECILOCITOSE OU POIQUILOCITOSE: alterações na forma do eritrócito. Podem-se observar esferócitos, ovalócitos, estomatócitos, drepanócitos (eritrócitos falciformes), acantócitos, eliptócitos, entre outros. A forma normal de um eritrócito é um disco bicôncavo.

CROMATOCITOSE: alterações quanto à formação eritrocitária. Tem-se policromatocitose, reticulocitose, além das situações de normalidade.

LEUCOGRAMA

O leucograma avalia a série branca ou leucocitária do hemograma; faz um estudo quantitativo e morfológico dos leucócitos, no entanto, não aponta alterações funcionais.[1-5] Compreende duas partes: a contagem de leucócitos e a fórmula leucocitária.

CONTAGEM DE LEUCÓCITOS

Também chamada de leucometria, é a contagem global de leucócitos por mm^3 de sangue.[1-4] Possui grande variabilidade entre indivíduos, raças, etnias, tipo de doença instalada, etc.[2] Os limites de referência são, em média, de **4.500 a 10.000 leucócitos por mm**.[3] Seu aumento denomina-se **leucocitose**, e a diminuição, **leucopenia**. Estas alterações podem ocorrer em um, alguns ou todos os tipos de glóbulos brancos.

FÓRMULA LEUCOCITÁRIA

Trata-se da contagem diferencial dos leucócitos, ou seja, é a estimativa dos diversos tipos de leucócitos analisados isoladamente. Seus valores de referência podem aparecer em fórmula absoluta ou relativa (Quadro 2.1).

Normalmente, alterações em um tipo celular do leucograma levam a alterações na produção dos outros leucócitos. Isto ocorre porque cada leucócito é mais requisitado para reagir a um determinado estímulo

QUADRO 2.1 — Valores de referência para a fórmula leucocitária absoluta e relativa.

	Absoluta (/mL)	Relativa (%)
Neutrófilos segmentados	1.600 a 7.000	40 a 70
Neutrófilos bastonados	40 a 400	1 a 4
Linfócitos	1.000 a 4.500	18 a 48
Monócitos	200 a 1.000	3 a 10
Eosinófilos	100 a 600	1 a 6
Basófilos	0 a 200	0 a 3
Plasmócitos	raros	raros

Fonte: Failace, 1992.

externo e, como todas as células da série branca originam-se a partir da mesma célula primordial, a produção elevada de um tipo celular pode levar a uma diminuição na produção de outro tipo. Por exemplo: um aumento no número de linfócitos devido a uma infecção viral pode levar a uma diminuição no número de neutrófilos e monócitos.

A contagem diferencial de leucócitos é essencial para o atendimento do paciente candidato ao tratamento com implantes dentários, especialmente aqueles que possuem quadros de imunodeficiência ou fazem uso de medicamentos citostáticos (quimioterápicos).[1-5]

Pacientes com neutropenia (baixa contagem de neutrófilos) ou linfopenia (baixa contagem de linfócitos) devem passar por avaliações médicas mais detalhadas antes de passar por procedimentos cirúrgicos odontológicos. Diversas condições sistêmicas como as leucemias, a síndrome da imunodeficiência adquirida (Aids), entre outras doenças imunológicas, podem não apresentar sintomas clínicos e, ainda assim, demonstrarem quantidade de linfócitos insuficientes. Processos inflamatórios também podem ocorrer na ausência de leucocitose, o que pode necessitar de especial atenção do cirurgião-dentista. Os neutrófilos aumentam em número durante uma infecção e, se uma contagem de leucócitos é exigida para se determinar o quanto uma infecção ao redor de um implante está afetando a saúde geral do paciente, por exemplo, um diferencial de leucócitos é exigido, e não apenas a contagem global da série branca deve ser levada em consideração (Tabela 2.1).

CONTAGEM DE PLAQUETAS

A contagem de plaquetas, também denominada de plaquetometria, é o estudo do número de plaquetas.[1-5] Os valores referenciais estão entre 150.000 e 400.000 plaquetas por microlitro (µL) de sangue. As trombocitopenias (contagem de plaquetas abaixo de 150.000/µL) podem apresentar-se assintomáticas, uma vez que as funções hemostáticas satisfatórias costumam ocorrer com valores acima de 80.000/µL.[1-3] Níveis abaixo de 20.000/µL são críticos, pois sangramentos espontâneos podem ocorrer, inclusive com risco de morte.[1,2]

SAIBA MAIS

Denomina-se "desvio à esquerda" quando ocorre o aumento de leucócitos imaturos no sangue periférico. Normalmente indica a presença de processo inflamatório agudo. Quanto mais grave a infecção, mais células jovens.
O termo "desvio à direita" é incomum, mas é utilizado para designar quadros de neutrofilia, onde há uma grande quantidade de neutrófilos e plaquetas. Este quadro é característico de processos inflamatórios crônicos ou em remissão.

SAIBA MAIS

As plaquetas são vitais para a formação do coágulo sanguíneo, constituindo um importante fator hemostático. Também denominadas de trombócitos, estas partículas aderem às regiões lesadas dos vasos sanguíneos, produzindo um "trombo branco" que reveste e tampona a parede vascular.

Outro fato a ser observado pelos cirurgiões-dentistas que atuam na área da implantodontia é que pacientes com poucas plaquetas têm um tempo de sangramento aumentado, mas podem ter um tempo de coagulação normal.[6]

TABELA 2.1 – **Cada leucócito possui funções específicas que auxiliam o organismo no combate a agentes agressores**[2,4,5]

Leucócitos	Valores normais (%)	Função
Neutrófilo	55-70%	Realizam fagocitose, normalmente contra infecções bacterianas. Suas formas mais comuns encontradas no sangue periférico são de segmentados e bastonetes.
Linfócito	25-30%	Estão relacionados a fenômenos imunológicos e reações antivirais.
Eosinófilo	2-4%	Estão principalmente relacionados às reações alérgicas.
Monócito	3-7%	Também conhecidos como histiócitos, são macrófagos responsáveis pela limpeza da região infeccionada. Participam na formação de anticorpos e na remissão de processos inflamatórios.
Basófilo	0-1%	Sua função não é completamente compreendida. Estão relacionados às reações alérgicas com liberação de histamina.

COAGULOGRAMA

Procedimentos cirúrgicos são comuns na especialidade da implantodontia. Portanto, é muito importante que a **hemostasia** do paciente esteja dentro de parâmetros considerados normais.

Trata-se da defesa do organismo contra hemorragias e consiste do conjunto de fenômenos que ocorrem nos tecidos, nos elementos sanguíneos e no plasma, com a finalidade de bloquear a perda sanguínea frente a uma lesão vascular.

A avaliação de rotina da hemostasia envolve três elementos: verificação da anamnese, revisão do exame físico e monitoração dos testes laboratoriais. Mais de 90% das disfunções hemorrágicas podem ser diagnosticadas a partir de uma detalhada análise da história clínica do paciente.[1] Mesmo assim, dados muito relevantes para a detecção dessas alterações são obtidos através da contagem de plaquetas e do coagulograma.[6]

O coagulograma pode envolver uma ampla gama de testes, mas, na avaliação clínica, deve-se prestar atenção ao: tempo de sangramento (TS), tempo de coagulação (TC), tempo de protrombina (TP), tempo de tromboplastina parcial ativada (TTPa) e razão normatizada internacional (INR).

> **SAIBA MAIS**
>
> Sempre que a integridade de um vaso é alterada, o processo de coagulação se inicia para promover a hemostasia local. Seu mecanismo envolve três fases: vasoconstrição, formação de um tampão hemostático temporário e formação de um coágulo hemostático permanente.
>
> A vasoconstrição é obtida por meio de espasmos musculares do endotélio vascular que resultam em diminuição do fluxo sanguíneo. A aglutinação de plaquetas nas fibras colágenas do endotélio gera a formação de um tampão emergencial, porém reversível, que constitui a fase primária da hemostasia.
>
> A desintegração de algumas plaquetas libera substâncias que vão agir na gênese da tromboplastina e darão início a uma série de eventos conhecidos como cascata de coagulação. De forma simplista, esse processo envolve reações enzimáticas nas quais um fator de coagulação inativo é convertido na forma ativa, a qual, por sua vez, ativa o próximo fator de coagulação da série. A presença de cofatores como a vitamina K e os íons cálcio são imprescindíveis para a síntese de alguns fatores da via. Na sequência, a tromboplastina é convertida em protrombina, e, esta, em trombina. A reação da trombina com o fibrinogênio gera a formação de fibrina, que é irreversível, insolúvel e representa a fase final da coagulação (Fig. 2.2).

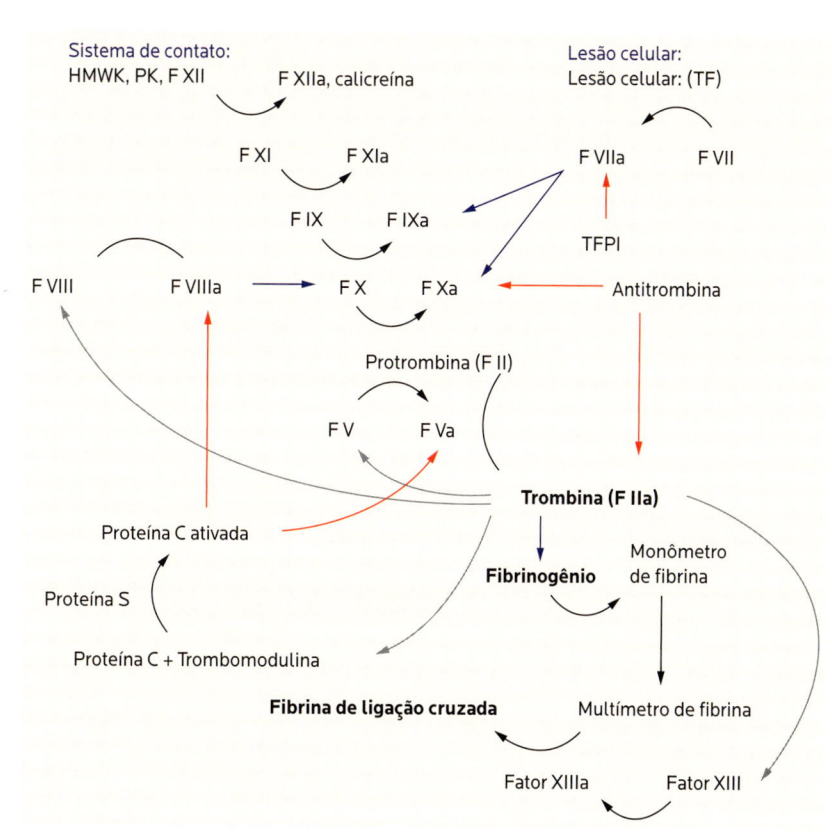

Figura 2.2 – Cascata de coagulação.

TEMPO DE SANGRAMENTO (TS)

É o exame utilizado para aferir o tempo de formação do trombo, ou seja, para que uma hemorragia seja estancada. Geralmente, um pequeno corte ou punção, não maior do que 4 mm, é realizado no dedo ou no lóbulo da orelha. Este teste mensura a função plaquetária e a atividade capilar.[4] Os valores normais estão entre **1 e 6 minutos**, dependendo do método adotado.[1-5]

TEMPO DE COAGULAÇÃO (TC)

Este exame mensura o tempo de formação do coágulo. Assim como o TS, ele normalmente é realizado por punção digital ou no lóbulo da orelha, verificando a coagulação sobre uma lâmina ou tubo capilar.[4] Valores normais encontram-se entre **4 e 10 minutos** e permitem a avaliação global dos fatores de coagulação.[2,4]

TEMPO DE PROTROMBINA (TP)

A verificação do tempo decorrido para a transformação da protrombina em trombina é denominado tempo de protrombina (TP). Representa a atividade do mecanismo extrínseco da coagulação ou via do fator tecidual, que corresponde às etapas do processo de coagulação ocorridas fora dos vasos sanguíneos. O TP considerado normal varia entre **10 e 15 segundos**.[2,4]

O tempo de protrombina será prolongado na deficiência de vitamina K e nas hepatopatias graves, pois o fígado é responsável pela produção dos fatores de coagulação II, VII e X (elementos da via extrínseca).[4] Assim, o TP pode ser utilizado para monitorar a terapia com anticoagulantes, como parte da triagem de problemas de coagulação e para detecção de problemas hepáticos.[4,6]

TEMPO DE TROMBOPLASTINA PARCIAL ATIVADA (TTPa)

O objetivo deste teste é monitorar os elementos da via intrínseca da coagulação ou via de ativação por contato, que ocorre no interior dos vasos sanguíneos. A variação de tempo considerada normal vai de **25 a 40 segundos**.[2,4]

Geralmente, o TTPa é usado para verificar a eficiência do anticoagulante heparina e da ingestão de ácido acetilsalicílico. Outros dados que podem ser extraídos deste teste são: a detecção de hemofilia, deficiência hereditária do fator XI e presença de anticoagulante lúpico (síndrome de hipoprotrombinemia).[2,4,6]

RAZÃO NORMATIZADA INTERNACIONAL (INR)

Devido à variabilidade dos relatórios laboratoriais, a Organização Mundial da Saúde (OMS) desenvolveu um método padronizado para avaliar pacientes que estão sob terapia anticoagulante, a Razão Normatizada Internacional (INR – *International Normalized Ratio*). Esta sigla representa a relação dos fatores de coagulação examinados sobre uma amostra de sangue do paciente.[1] Em um indivíduo normal, o valor ideal de INR deve ser **1,0**. A recomendação é que os pacientes que serão submetidos a procedimentos odontológicos invasivos possuam valores de INR iguais ou inferiores a 2,5, com raras exceções para pacientes portadores de valvas cardíacas protéticas, que devem apresentar INR inferior a 3,5. Pacientes que apresentem INR superiores a 4,0 não devem ser submetidos a tratamentos com implantes dentários sem que seja feita uma investigação mais detalhada junto a um hematologista.[1,6]

PERFIL BIOQUÍMICO DO SORO

O perfil bioquímico do soro compreende um conjunto de mais de 20 testes, que irão revelar dados importantes para a avaliação médica do candidato ao tratamento com implantes dentários.[1-5] A escolha do momento para a instalação dos implantes e os medicamentos que serão administrados podem sofrer influência a partir do resultado desses exames. Porém, assim como os outros exames complementares, eles não são indicados para todos os pacientes.

O perfil bioquímico pode incluir: glicose sérica, cálcio sérico, potássio no soro, sódio no soro, fósforo inorgânico, fosfatase alcalina, desidrogenase lática, creatinina, bilirrubina, hemoglobina glicosilada, entre outros. Mesmo que o conhecimento básico de todos esses testes seja importante, este capítulo aborda apenas os mais relevantes à implantodontia: a glicose sérica e a creatinina.

GLICOSE SÉRICA

A mensuração da glicemia, ou nível de glicose no sangue, é o principal objetivo deste teste. A variação glicêmica normal de um paciente não diabético está entre **70 e 100 mg/mL** para o exame realizado em jejum.[1-5] A hiperglicemia é um achado relativamente comum e pode indicar a presença do diabetes melito.

⚡ Diabéticos apresentam baixa resistência às infecções, retardo na cicatrização, problemas cardiovasculares, entre outros. É de fundamental importância o controle desta patologia por meio do encaminhamento do paciente ao médico.

CREATININA

A proteína creatinina é um produto da degradação da creatina durante o metabolismo muscular. Ela é livremente filtrada pelos glomérulos e não é reabsorvida, o que mantém uma constância de produção e excreção dessa substância, tornando a creatinina um interessante índice da função renal.[2,4] Os índices considerados normais estão entre **0,7 e 1,5 mg/dL**.

⚡ Os rins são exigidos durante a formação da vitamina D, importante no metabolismo ósseo. Por isso, disfunções renais podem interferir na cicatrização óssea e prejudicar o prognóstico do tratamento com implantes. Problemas renais também podem alterar a farmacocinética de alguns medicamentos, o que pode exigir mudanças no protocolo medicamentoso do paciente.[1,2,4]

EXAME DE URINA

A urina é produto da filtração glomerular ocorrida nos rins e tem por função excretar substâncias indesejáveis, auxiliando, assim, no bom funcionamento do organismo. O exame de urina produz mais informações qualitativas do que quantitativas e analisa cor, volume, densidade, aspecto, pH e elementos que podem estar contidos no líquido, como sangue, pus, bile, proteínas, glicose, etc.

O exame de urina é pouco requisitado pelo cirurgião-dentista, porque raramente trará alguma informação relevante que possa alterar a cirurgia de implantes dentais e que não seja detectável em um exame de sangue.[1]

Normalmente, se observa no teste de urina a monitoração do diabetes (glicosúria e acetonúria), doenças renais, presença de proteínas do sangue (proteinúria), adequada função hepática, entre outras possíveis aplicações.

CONSIDERAÇÕES FINAIS

Os profissionais que desejam trabalhar na área da implantodontia devem possuir treinamento adequado para realizar uma cuidadosa anamnese, executar exames clínicos detalhados e, quando necessário, pedir exames complementares, dentre eles os exames laboratoriais, que irão confirmar ou excluir possíveis diagnósticos. Não se deve, contudo, subestimar a importância dos exames hematológicos, pois estes trazem um compilado de informações riquíssimas do estado geral de saúde do indivíduo que passará pelo tratamento com implantes dentais.

A compreensão da necessidade dos exames e o conhecimento acerca da sua interpretação são muito importantes, pois podem alterar de forma relevante as decisões clínicas de cada caso. Uma vez que os exames estão em constante transição, o estudo deve ser contínuo. Saber encaminhar e se comunicar com os profissionais da área médica também é uma capacidade imprescindível ao cirurgião-dentista para a otimização do tempo e para o correto atendimento ao paciente.

3

Radiologia aplicada à implantodontia

BERNARDO BORN PASSONI
RODRIGO OTÁVIO MELIM PASSONI
RICARDO DE SOUZA MAGINI

INTRODUÇÃO

É consenso que a implantodontia baseada na osseointegração é um dos avanços mais significativos da ciência odontológica nos últimos 50 anos. O sucesso da cirurgia de instalação do implante e da reabilitação do paciente se baseia, principalmente, no **diagnóstico por imagem**. Esta tecnologia contribui para todas as fases do tratamento, desde a avaliação pré-cirúrgica local, a avaliação pós-operatória da osseointegração e a avaliação periódica a longo prazo do estado do implante.[1] O sucesso de qualquer procedimento cirúrgico na implantodontia depende da cuidadosa seleção e preparação do paciente.[2]

Este capítulo apresentará os mais variados exames radiológicos aplicados ao diagnóstico, acompanhamento de lesões periodontais e planejamento de implantes osseointegrados. Na impossibilidade de manutenção do elemento dental deve-se proceder a seleção do paciente considerando todas as variáveis inerentes ao caso, desde seu estado geral até os detalhes do osso remanescente. Para tanto, se faz necessário conhecer os métodos de diagnóstico por imagem que podem ser utilizados como base para a correta abordagem e execução do projeto, que é a colocação adequada destes implantes nos mais diversos sítios dos maxilares e a preservação da saúde periodontal do paciente.

Vários métodos de imagem têm sido utilizados para a avaliação dos implantes osseointegrados nas diferentes etapas do tratamento. Estes incluem radiografia intraoral (filme e digital), radiografia panorâmica, tomografia computadorizada (TC), tomografia computadorizada de feixe cônico (TCFC), entre outros.[3] A seleção da técnica de imagem específica deve ser baseada em sua conveniência no fornecimento das informações de diagnóstico necessárias pela equipe reabilitadora (cirurgião + protesista) em diferentes fases do tratamento. O objetivo aqui é, portanto, apresentar as técnicas radiográficas/tomográficas disponíveis atualmente, suas vantagens e desvantagens, indicações e contraindicações, contribuindo, ao final, para a melhor escolha dos exames.

OBJETIVO DE APRENDIZAGEM

- Apresentar as técnicas radiográficas/tomográficas disponíveis associadas às suas vantagens, desvantagens, indicações e contra-indicações, contribuindo para a orientação do leitor quanto à escolha e indicação dos corretos métodos diagnósticos

RADIOLOGIA

CONCEITO

Radiologia é o estudo e a aplicação dos raios X na medicina, na odontologia e na indústria.[4] É uma ciência que, com a utilização dos raios X e dos filmes radiográficos, procura fornecer uma imagem "interna" que poderia ser chamada de **imagem historradiográfica**, pois fornece imagens dos constituintes e da estrutura de uma região anatômica, invisíveis a olho nu.[4]

Chilvaquer[5] define como objetivos dos exames radiográficos para aplicação na implantodontia: visualização, orientação, avaliação do *status* da fisiologia dos tecidos, avaliação pós-operatória e, finalmente, documentação.

RADIOGRAFIA

Independentemente da técnica, os exames radiográficos têm como objetivo fornecer a topografia da região anatômica estudada, tais como:

- Dimensões iniciais e contornos ósseos;
- Presença de reabsorções ósseas;
- Lesões de furca;
- Localização das estruturas críticas (canal mandibular e suas ramificações, seio maxilar, fossa nasal, canal incisivo).

RADIOGRAFIA PERIAPICAL

A radiografia periapical produz uma imagem plana de alta resolução de uma região limitada dos maxilares. Segundo Frederiksen,[6] a radiografia periapical fornece imagens com maiores detalhes dentre quaisquer outras técnicas. Esta é capaz de ter resolução de mais de 20 pares de linhas por milímetro, o que é pelo menos o dobro do poder de resolução de qualquer imagem intraoral digital ou radiografia extraoral.[6,7] No entanto, com o avanço dos *scanners* e/ou radiografias digitais, são estes que hoje oferecem a maior resolução.

As radiografias intraorais permitem a localização aproximada de estruturas anatômicas como o seio maxilar e o canal mandibular, a visualização da reabsorção óssea e a evidenciação de patologias, dentes inclusos, fragmentos radiculares residuais e corpos estranhos.

No entanto, apesar destas características, as radiografias periapicais são utilizadas na implantodontia apenas para a visualização da adaptação dos componentes protéticos (Figs. 3.1 e 3.2) durante a confecção da prótese e acompanhamento a longo prazo das condições dos tecidos duros peri-implantares (Fig. 3.3). Esta modalidade de radiografia produz imagens bidimensionais (2D) visualizadas em um só plano (sagital ou frontal), não fornecendo nenhuma informação confiável para sua utilização na medição de altura de rebordo remanescente ou relativa à dimensão vestíbulo-lingual do processo alveolar para identificação precisa nos casos de reabsorção de tábua óssea. Segundo Misch,[8] o uso de radiografias periapicais no planejamento cirúrgico em implantodontia é limitado.[9]

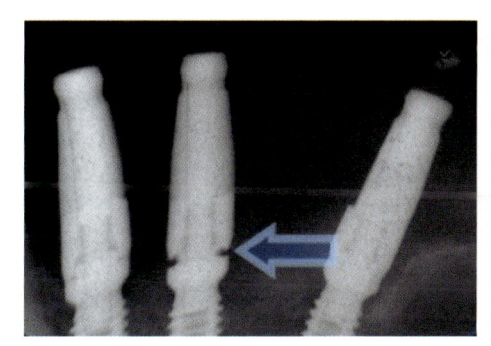

Figura 3.1 – Verificar a desadaptação do transferente de moldagem evidenciada pela seta azul, fato este somente identificado se realizado o raio X periapical. Muito importante, pois a adaptação dos transferentes é essencial na adaptação protética.

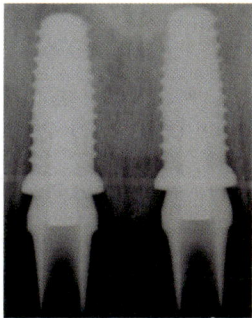

Figura 3.2 – Verificação da adaptação dos componentes protéticos infraósseos, possível somente através do raio X periapical.

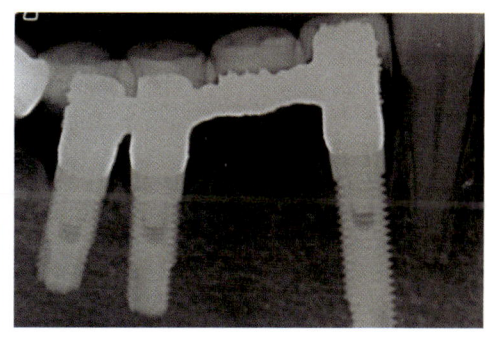

Figura 3.3 – O acompanhamento em longo prazo dos implantes é de extrema importância e pode ser realizado através de raios X periapicais e/ou panorâmicos.

RADIOGRAFIA INTERPROXIMAL

A radiografia interproximal tem, na periodontia, papel muito importante no que tange o diagnóstico das reabsorções do osso alveolar, pois permite ao cirurgião-dentista a visualização de estruturas dentárias e ósseas com a mínima distorção. Deve-se ressaltar que, apesar disso, a radiografia interproximal ainda é uma representação bidimensional e, portanto, pouco aplicada na implantodontia.

RADIOGRAFIA PANORÂMICA

A radiografia panorâmica (Fig. 3.4) tem sido usada amplamente em diagnóstico bucomaxilofacial, sendo o método mais utilizado na fase de planejamento inicial, pois, como o próprio nome diz, com uma única tomada fornece um panorama geral das regiões de interesse.

Comparação entre os lados direito e esquerdo e visualização das estruturas críticas, tais como rebordo ósseo, canal mandibular, seios maxilares, fossa nasal, ausências dentais, reabsorções ósseas e possíveis patologias estabelecidas, são as principais vantagens desta técnica radiográfica.

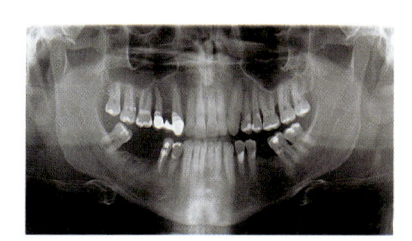

Figura 3.4 – A radiografia panorâmica normalmente é o exame de escolha para o diagnóstico inicial, pois propicia uma visão geral das condições anatômicas do paciente.

Porém, a radiografia panorâmica apresenta distorções intrínsecas inerentes aos princípios físicos nos quais esta técnica de obtenção de imagem está baseada. A imagem radiográfica panorâmica é um corte curvo da maxila e da mandíbula, de espessura variável, gerado por uma fonte de raios X em rotação. Esta fatia varia em espessura em diferentes aparelhos panorâmicos e nas diferentes áreas da cavidade oral.[1] Devido aos princípios de produção de imagem específicos, sofre uma ampliação variável em torno de 10 a 30%, dependendo da localização anatômica, da posição do paciente e da distância entre o objeto em foco e a localização relativa do centro de rotação do sistema radiográfico.[9]

Durante toda a imagem, a ampliação no plano vertical é relativamente consistente, em razão da distância de foco/película constante.
A ampliação no plano horizontal, no entanto, varia consideravelmente devido à constante mudança de distância entre o centro de rotação e a película e a taxa de mudança de movimento do filme em relação ao feixe de raios X.[2] Portanto, o diagnóstico de reabsorção óssea em periodontia/implantodontia fica prejudicado com a utilização desta técnica.

A radiografia panorâmica é, no entanto, uma modalidade de imagem rápida, conveniente e prontamente disponível, características estas que a tornaram popular entre os cirurgiões-dentistas. Devido à sua popularidade, os clínicos desenvolveram um meio de compensar as deficiências reconhecidas.

Para corrigir a ampliação inerente à técnica de aquisição das imagens, diversos *templates* ou guias com marcadores radiopacos foram sugeridos (Fig. 3.5).[10] As dimensões previamente conhecidas dos marcadores radiopacos dentro do guia radiográfico poderiam ser comparadas à dimensão do mesmo marcador na imagem panorâmica e assim determinar o fator de ampliação da área de interesse. Por meio desta técnica (Fig. 3.6), acreditava-se que a radiografia panorâmica seria suficientemente precisa para determinar a dimensão vertical em casos de rotina.[11] Porém, Klinge e colaboradores,[11] em um estudo *ex vivo*, afirmaram que somente 17% das medições feitas em radiografias panorâmicas a partir da crista do rebordo ósseo ao bordo mais superior do canal mandibular mostraram-se com precisão de 1 mm.

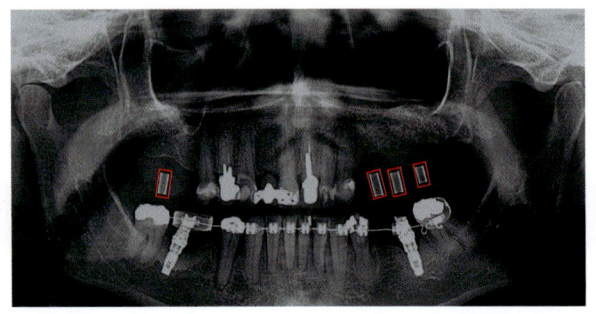

Figura 3.5 – Utilização de guias radiográficos com marcadores radiopacos para mensuração da distorção inerente da técnica radiográfica da panorâmica.

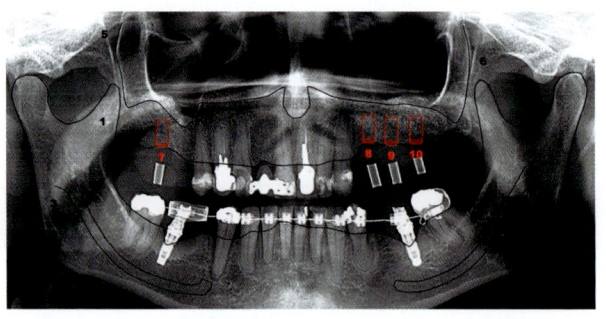

Figura 3.6 – Radiografia panorâmica para implantes evidenciando as estruturas anatômicas críticas. Apesar de não ser a técnica mais indicada para este fim, ainda é muito utilizada pelos cirurgiões-dentistas.

Além disto, a mensuração da altura do rebordo alveolar não deve ser confiável na imagem panorâmica, pois a angulação oblíqua do feixe de raio X através do processo alveolar pode resultar em uma sobreposição de imagens, gerando uma altura imprecisa do rebordo. A radiografia panorâmica é uma imagem bidimensional de uma estrutura tridimensional; por conseguinte, não demonstra a dimensão vestibulolingual das estruturas maxilofaciais, e, consequentemente é inadequada para a estimativa da espessura do tecido ósseo.

Considerando-se tudo isto, a radiografia panorâmica talvez seja mais útil na fase de diagnóstico preliminar do paciente. Esta demonstrará a presença de patologias, fornecerá a indicação da relação espacial das estruturas anatômicas, seu envolvimento com o osso remanescente e permitirá ao cirurgião-dentista observar relações de maxilares estabelecidas.[1] Sendo assim, para a determinação precisa da qualidade e quantidade de osso disponível, são necessárias técnicas de imagem mais sofisticadas. Salienta-se que, com a popularização dos tomógrafos no Brasil, atualmente, na implantodontia de excelência, é inadmissível que se realize um planejamento cirúrgico por meio apenas de uma imagem panorâmica.

Portanto, as radiografias panorâmica e periapical, mesmo nos modernos aparelhos digitais, não fornecem a morfologia dos maxilares nas três dimensões (altura, largura e espessura), faltando-lhes a profundidade ou a espessura óssea, pois são imagens bidimensionais.[12]

PARA PENSAR

A incorporação de novas tecnologias levou a implantodontia ao mundo da terceira dimensão, que permite a observação da anatomia óssea do paciente antes da cirurgia, avaliando os fatores de risco e prevenindo inconvenientes que antes eram "resolvidos" durante o ato cirúrgico.[15]

TOMOGRAFIA

CONCEITO

Tomografia é o método empregado em radiologia que permite a obtenção de **radiografias em planos**, ou seja, as imagens radiográficas são feitas em pequenos cortes ou áreas seccionadas, sem superposição das estruturas localizadas acima ou abaixo do corte.[14]

TOMOGRAFIA CONVENCIONAL

O advento da tomografia convencional (captada em filmes) propiciou, pela primeira vez na odontologia, a visualização das estruturas em três dimensões (3D): altura, largura e espessura. No entanto, a imagem de uma camada específica é dependente, em parte, do movimento coordenado do tubo e do filme radiográfico. Esse movimento resulta em uma indefinição das imagens de estruturas superficiais e profundas da camada de interesse, dando o aspecto de sombreado/embaçado. Esta relação entre o movimento e a carência de foco resultou no desenvolvimento de vários tipos de tomografias como: linear circular, elíptica, hypocycloidal, trispiral e octospiral.[14]

A tomografia convencional é um método aceitável na avaliação de sítios para a instalação de implantes isolados, como também na análise de sítios múltiplos em um mesmo quadrante.[15] Mas, apesar da precisão de imagem obtida pelo uso da tomografia convencional, a literatura registrou um índice de 20% de falhas na produção de precisão de imagens de qualidade para diagnóstico utilizando este método.[18]

TOMOGRAFIA COMPUTADORIZADA

A imagem da tomografia computadorizada (TC) traduz-se em uma "fatia fina" do corpo desenvolvida por múltiplas medidas de absorção de raios X (coeficiente de atenuação), ao contrário da tomografia convencional, em que a imagem de um corte fino é criada mediante o "borramento" das estruturas indesejadas.[17] Os tomógrafos computadorizados são divididos conforme suas diretrizes técnicas em: convencionais, espirais ou helicoidais (aquisição mais rápida das imagens) e *multislice* ou sub-milimétricos, que permitem cortes de até 0,1 mm em 0,5 segundos.

A TC tem ocupado um lugar de destaque no planejamento dos implantes dentários, e diversos trabalhos científicos têm sido publicados demonstrando a aplicabilidade clínica no que se refere às avaliações qualitativas e quantitativas, medindo a acurácia e a precisão de medidas lineares relativas à maxila e à mandíbula (Figs. 3.7).

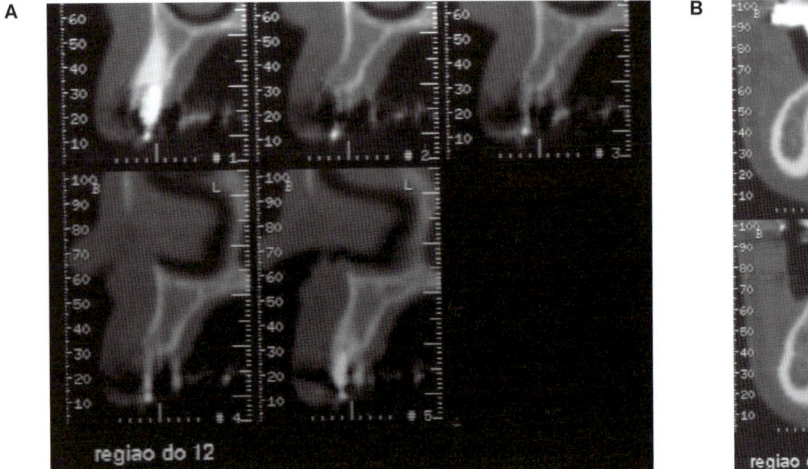

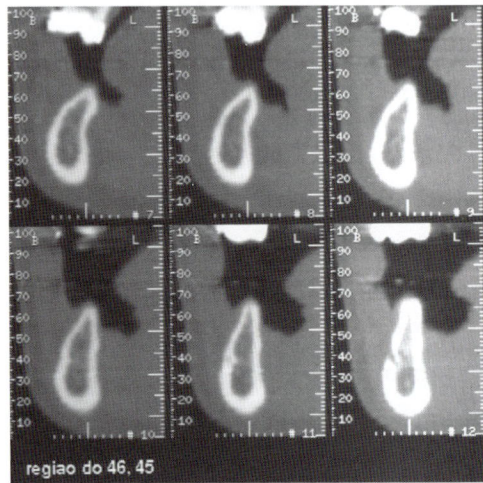

Figuras 3.7 – Reconstrução transversal de TC de maxila (A) e mandíbula (B). Apesar de, na época, ser um exame de extrema qualidade, observa-se o pouco/baixo e muito/alto contrastes das estruturas anatômicas da imagem, dificultando a análise da qualidade do tecido ósseo ou de fraturas de elementos dentais. Os "contrastes" nas imagens se justificam, pois estes eram tomógrafos médicos e, portanto, possuíam valores de Kv e mA muito superiores aos necessários para a área bucomaxilofacial.

A TC, introduzida na imaginologia das estruturas maxilofaciais na década de 70, foi mais bem desenvolvida com o advento da implantodontia, que impulsionou a busca dos profissionais da área por métodos de diagnóstico mais precisos na localização de estruturas nobres, tal como o canal da mandíbula. As imagens são produzidas por feixes de raios X que chegam ao paciente penetrando as estruturas em maior ou menor grau e colidindo em um detector. O processo total é dividido em três segmentos: aquisição dos dados, reconstrução e demonstração da imagem. O número de cortes axiais necessários depende da arcada sendo estudada (maxila ou mandíbula) e do seu tamanho.

TOMOGRAFIA COMPUTADORIZADA DO FEIXE CÔNICO

Uma nova modalidade de TC vem sendo descrita desde meados de 2000. A chamada tomografia computadorizada pela técnica do feixe cônico (TCFC) introduziu um novo conceito de TC na região bucomaxilofacial, que por meio da rápida aquisição volumétrica produz imagens com altíssimo grau de definição e fidelidade, além da redução na dose total de radiação emitida ao paciente (Figs. 3.8).

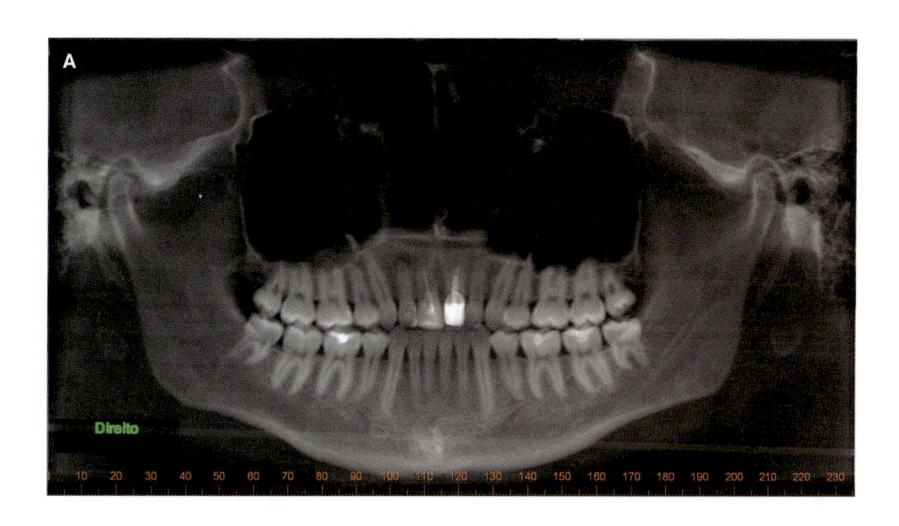

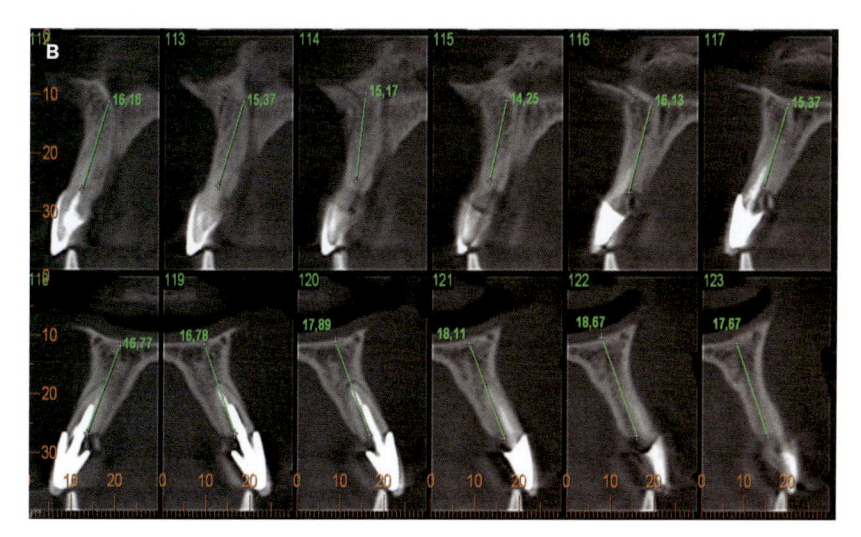

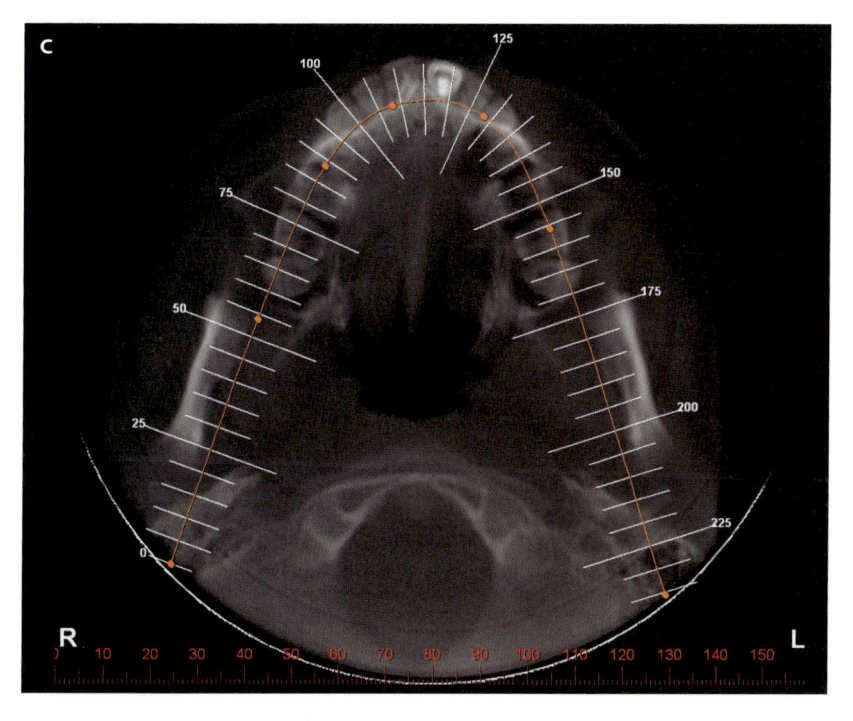

Figuras 3.8 – (A) Reconstrução panorâmica, (B) transversal e (C) axial de TC volumétrica do feixe cônico. Observa-se a menor quantidade de artefatos nas imagens e consequentemente uma melhor qualidade na definição, possibilitando diagnósticos cada vez mais precisos.

Na TCFC, os dados volumétricos são captados por meio de uma única rotação da fonte emissora de raios X ao redor de um objeto estacionário. O raio emitido tem uma extensão relativamente maior e potencialmente igual nas duas direções ortogonais, e o volume investigado corresponde ao volume total.

Uma preocupação pertinente, tanto de profissionais da área odontológica como de leigos, é a quantidade (dose) de radiação a que um paciente é submetido durante um exame radiológico. Esta quantidade de raios X varia de acordo com o método/exame radiográfico empregado. Um levantamento periapical completo fornece ao cliente uma dose efetiva de radiação de 35 a 388 microSievert (μSv). Já a radiografia panorâmica submete o paciente a uma dose efetiva de radiação de 9 a 26 μSv. Por fim, uma TCFC campo largo usando o tomógrafo i-CAT emite uma dose de radiação de 74 μSv ao objeto estudado. Portanto, ao escolher o melhor exame radiológico complementar para um caso clínico deve-se levar em conta a vantagem e a desvantagem de cada um dos exames. Deve-se priorizar uma boa qualidade diagnóstica para o paciente, expondo-o a menor dose de radiação necessária para a precisão do caso. O método escolhido deve levar em conta a relação custo-benefício para o cliente. A radiografia periapical tem fácil obtenção, baixo custo e pouca dose de radiação. Em contrapartida, retrata uma pequena área do corpo e representa a anatomia em 2D. Por outro lado, a TCFC retrata toda a arcada dentária e uma representação do objeto estudado em 3D. Porém, requer um equipamento especial e é um exame de custo elevado para o paciente.

É importante ressalvar portanto, que todas as indicações de técnicas diagnósticas que utilizam as radiações ionizantes devem seguir o Princípio ALARA ou o Princípio de Otimização. Este é um princípio de segurança de radiação, cujo objetivo é minimizar as doses a pacientes e trabalhadores e os lançamentos de resíduos de materiais radioativos, empregando todos os métodos razoáveis, sendo usado como base para orientar todas as etapas do uso médico de radiação, os projetos de instalações dos equipamentos de irradiação e os procedimentos de proteção. Contudo, atualmente, em relação ao planejamento cirúrgico/protético em implantodontia, a TCFC deve ser o método diagnóstico de escolha.

PLANEJAMENTO CIRÚRGICO VIRTUAL

Na implantodontia, o planejamento cirúrgico é essencial para a realização de reabilitações com estética e função adequadas. O aprimoramento de um planejamento de cirurgia aumenta as possibilidades de êxito de uma intervenção por diminuição dos riscos e do tempo cirúrgico.[18] O correto posicionamento dos implantes permite a facilidade nos procedimentos protéticos como também a axialidade das forças mecânicas.

No intuito de aumentar a precisão dos planejamentos cirúrgicos, surgiram exames como a tomografia computadorizada cone *Bean* (TCCB), que permite a obtenção de imagens com 100% de fidelidade das estruturas anatômicas do paciente, tornando possível a sua visualização em modelo tridimensional e materialização na escala de 1:1.

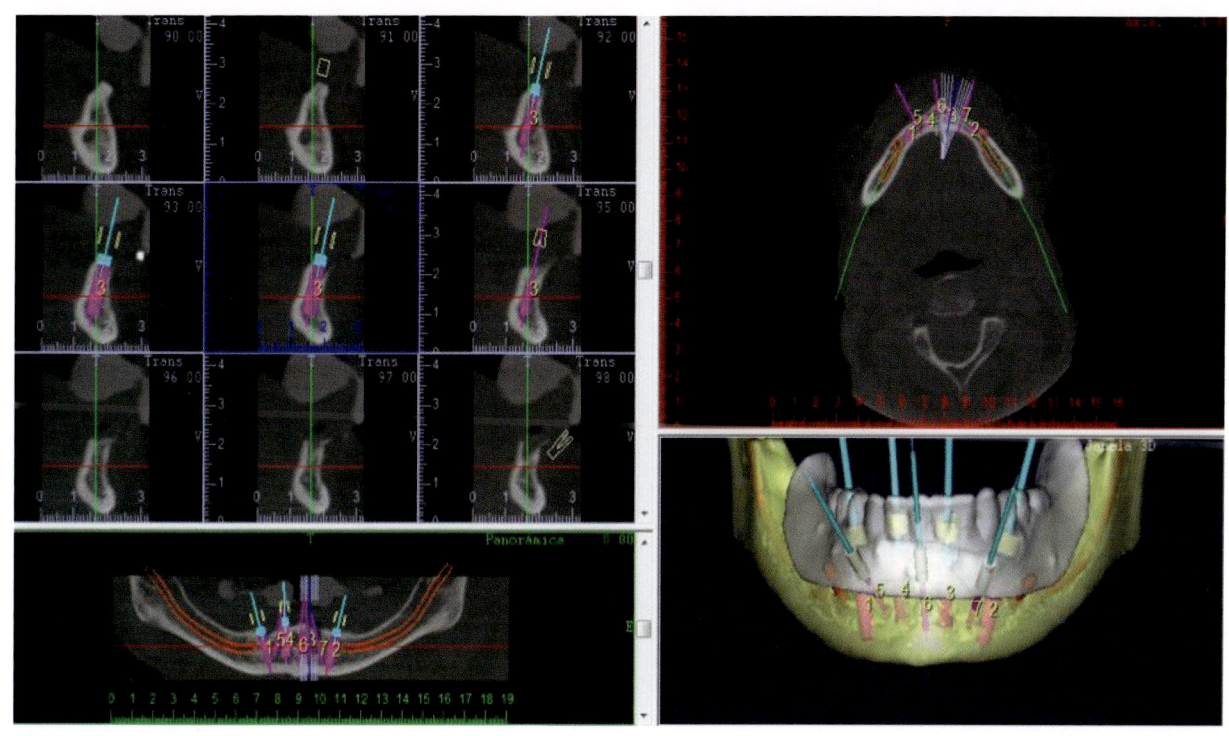

Figura 3.9 – Planejamento digital e instalação virtual dos implantes através do software Dental Slice. Observa-se que a tela do software mostra as mesmas reconstruções nas quais se está acostumado a planejar nas tomografias impressas, além de uma imagem 3D real.

Essa tecnologia, associada aos conhecimentos de bioinformática, proporcionou a realização de cirurgias virtuais guiadas, que basicamente consistem na obtenção da anatomia do paciente por meio da realização de uma TCCB, da conversão destas imagens e do planejamento cirúrgico (posicionamento e angulação dos implantes) por meio de *softwares* específicos.

As imagens obtidas através da TC são convertidas para o formato *Dental Slice/Neoguide Planner Light* ou qualquer outro *software* de planejamento (gerando arquivos 3D), e através deste *software* o cirurgião poderá estudar e planejar a instalação dos implantes. Essa técnica permite simulação gráfica da instalação dos implantes (Fig. 3.9), assim como a fabricação de *templates* cirúrgicos.[19] Os dados obtidos nas reconstruções tridimensionais (3D) atingem objetivos importantes do planejamento com implantes, entre eles a determinação da quantidade e qualidade de osso disponível, a visualização detalhada das condições anatômicas, a seleção dos implantes, e ainda, a simulação da sua instalação.

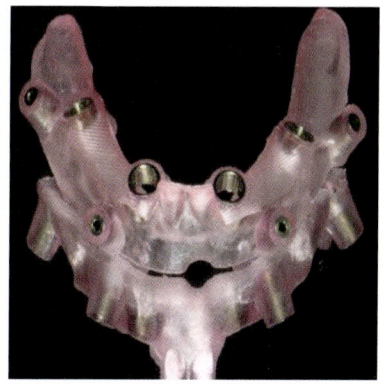

Figura 3.10 – Após o planejamento, o arquivo é enviado a um centro de prototipagem, que, por meio de um processo de estereolitografia, vai gerar o guia cirúrgico prototipado.

Depois que o planejamento da posição final dos implantes for executado pelo profissional no software de planejamento, o arquivo deve ser encaminhado a um centro de prototipagem para que seja confeccionado o guia cirúrgico, que será gerado através de um processo de estereolitografia (Fig. 3.10).[23]

Estudos demonstraram maior precisão e previsibilidade na técnica virtual guiada quando comparada à técnica convencional.[21] A cirurgia guiada tem evoluído para facilitar os procedimentos minimamente invasivos, o padrão-ouro da cirurgia.[22]

4

Planejamento reverso

GABRIEL LEONARDO MAGRIN
JOSÉ DANIEL SUÁREZ RODRÍGUEZ
ELÍ JAIR RODRÍGUEZ IVICH
RICARDO DE SOUZA MAGINI

INTRODUÇÃO

Na implantodontia, a necessidade de prever resultados diante de situações críticas tornou-se uma rotina desafiadora. Para o sucesso do tratamento reabilitador deve-se buscar uma união harmoniosa entre as **etapas cirúrgicas** e **protéticas**, o que envolve a seleção do tipo de prótese, a análise da geometria, o número e a posição dos implantes dentários e a verificação das condições do leito ósseo receptor.

O **planejamento reverso** em implantodontia é um conceito que busca facilitar a reabilitação do paciente, permitindo uma melhor previsibilidade para o tratamento. Trata-se do estudo do resultado protético esperado para que, então, as etapas cirúrgicas necessárias sejam analisadas. Por meio deste conceito, podem-se identificar possíveis imprevistos, decidir as melhores opções de tratamento e aumentar consideravelmente o sucesso da proposição terapêutica.

Dentre os passos possíveis para o plano de tratamento com implantes dentários destacam-se:

- Obtenção de modelos de estudo;
- Montagem dos modelos em articulador semiajustável (ASA);
- Verificação da dimensão vertical de oclusão (DVO) e da relação dos espaços edêntulos com as estruturas anatômicas adjacentes;
- Estudo das relações oclusais;
- Avaliação periodontal;
- Análise estética;
- Enceramento diagnóstico.

Com o planejamento estabelecido e aprovado pelo paciente, inicia-se uma fase de preparo prévio à instalação dos implantes (promoção de saúde) (Quadro 4.1), que pode incluir a realização de

OBJETIVOS DE APRENDIZAGEM

- Contextualizar as fases do planejamento reverso
- Apresentar as ferramentas para o planejamento de reabilitações implantossuportadas
- Orientar quanto à importância do planejamento e do uso dos guias para o sucesso do tratamento

exodontias, tratamentos periodontais e endodônticos, restaurações, cirurgias, tratamento ortodôntico e confecção de próteses provisórias. Neste ponto, a confecção de **guias cirúrgicos**, fundamentais para a instalação dos implantes em uma posição proteticamente favorável, é executada. A previsão dos fatores cirúrgicos e protéticos, a fim de se eliminar possíveis problemas funcionais ou estéticos que possam comprometer as restaurações implantossuportadas, é o principal objetivo do planejamento reverso (Fig. 4.1).

QUADRO 4.1 – **Questões a ser contempladas na etapa de promoção de saúde**

Técnicas de higiene
Raspagem/alisamento radicular
Eliminação de fatores retentivos de biofilme
Exodontia
Endodontia
Oclusão
Ortodontia (pequenas movimentações)
Abertura bucal: Reduzida, normal. Esse fator pode indicar problemas nos músculos mastigadores ou nas ATMs

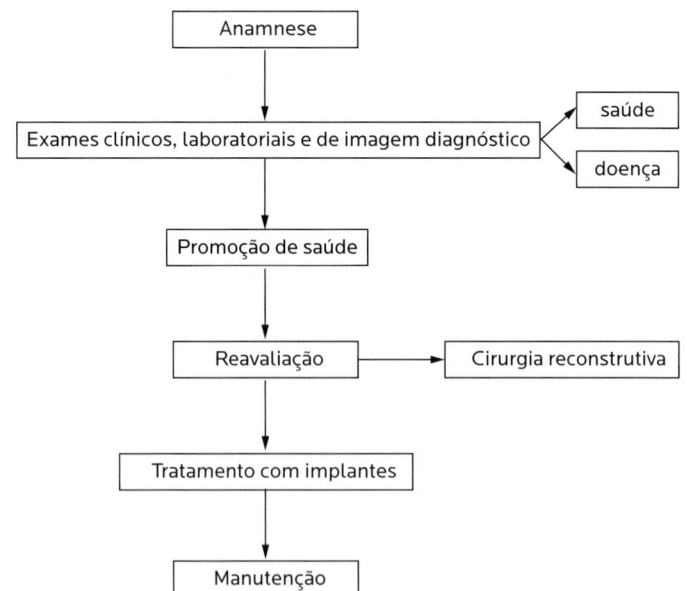

Figura 4.1 – Etapas de um plano terapêutico para a colocação de implantes dentários.

MODELOS DE ESTUDO

Modelos de estudo são poderosas ferramentas para a avaliação de diversos parâmetros na ausência do paciente, como a relação entre os arcos dentais, espaço do rebordo edêntulo, posição de dentes e outras estruturas anatômicas, número de dentes ausentes, entre outros. Eles também facilitam a comunicação do cirurgião-dentista com outros profissionais, técnicos de laboratório e com o próprio paciente, no momento da representação do tratamento proposto. É sobre estes modelos que se elabora o enceramento diagnóstico e a confecção de guias cirúrgicos e radiográficos.

A obtenção dos modelos é feita através de moldagem das arcadas superior e inferior com subsequente preenchimento do molde com gesso. Este deve oferecer qualidade ao modelo para que, ao ser articulado, não quebre e seja passível de duplicação, caso seja necessário, para a confecção dos guias.

MONTAGEM EM ARTICULADOR

A **articulação** dos modelos é realizada através da montagem no articulador semiajustável (ASA). Preferencialmente, é escolhida para a montagem a posição de Relação Cêntrica (RC), porque esta oferece liberdade para a realização dos movimentos mandibulares básicos, além de ser um excelente ponto de partida na busca da posição ideal para a reabilitação final (Fig. 4.2).

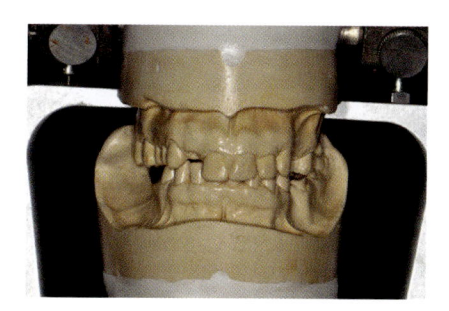

Figura 4.2 – Articulação do modelo realizada por meio de montagem no articulador semiajustável.

ESTUDO DAS RELAÇÕES OCLUSAIS

A análise da oclusão dentária é realizada, a princípio, na boca do paciente e, na sequência, nos modelos de estudo montados em ASA. Os fatores oclusais avaliados incluem:

- Visualização da posição de RC;
- Relação de contato entre os dentes;
- Morfologia dentária;
- Plano oclusal;
- Espaço entre os arcos;
- Curvas de compensação (Wilson e Spee);
- Tipo de dentição antagonista;
- Alterações na Dimensão Vertical de Oclusão (DVO).

Ajustes oclusais podem ser necessários para a obtenção da melhor posição oclusal na reabilitação. Nestes casos, após a remoção dos espaçadores de cera utilizados na montagem do ASA, o contato prematuro detectado deverá ser ajustado por desgaste seletivo nos modelos de estudo e, por fim, replicados na boca do paciente.

BIOMECÂNICA DAS FORÇAS OCLUSAIS

O implante dentário, quando comparado com o elemento dental, possui diferenças significativas quanto ao mecanismo de neutralização e transmissão de forças oclusais. Os dentes naturais possuem o ligamento periodontal, estrutura que auxilia na absorção das forças geradas durante o contato dentário. Nos implantes, a distribuição destas forças ocorrerá diretamente sobre a interface osso-implante. Sobrecargas oclusais podem gerar remodelação óssea, com perda do tecido ósseo perimplantar, levando à perda do implante.

> **ATENÇÃO**
>
> Ao contrário dos dentes naturais, o implante dentário não possui ligamento periodontal; por isso, o osso que o sustenta pode sofrer remodelação óssea decorrente das forças oclusais.

ANÁLISE DAS ESTRUTURAS ANATÔMICAS

A instalação de implantes guiada proteticamente é considerada a situação ideal para o sucesso a longo prazo do tratamento. Contudo, limitações anatômicas podem forçar o profissional a modificar seu planejamento, levando-o a instalar o implante em outra posição, a utilizar implantes com formatos não convencionais ou a realizar manobras de aumento prévio de tecido ósseo.

⚡ Quando ocorre "atrofia do tecido ósseo", podem ser necessárias alterações no plano de tratamento para que a posição protética do implante seja adequada. Porém, existem regiões que não podem ser enxertadas, por exemplo, concavidades linguais severas na região de molares inferiores. Nestes casos, normalmente, faz-se o redirecionamento de implantes durante a etapa cirúrgica e o posicionamento de pilares protéticos angulados, que farão a correção da trajetória de inserção da peça protética, ou utilizam-se implantes curtos ou, até mesmo, evita-se a instalação de implantes na região. Outras localizações onde costumam ocorrer estas limitações são a pré-maxila e a região anterior da mandíbula.

A maximização do diagnóstico, a fim de descartar limitações anatômicas à instalação de implantes, deve ser realizada por meio de um meticuloso exame clínico, aliado a exames de imagem e análise de modelos de estudos, que irão transferir a posição protética dos implantes à boca do paciente através do guia cirúrgico.

ANÁLISE PERIODONTAL

A situação periodontal é um fator determinante para o sucesso do tratamento com implantes dentários. Sabe-se que o paciente portador de doença periodontal tem maior risco de desenvolver peri-implantite, que pode levar à perda do implante. Verificar se o paciente é capaz de realizar a manutenção da saúde periodontal e peri-implantar após a instalação das próteses também é de grande importância para a longevidade da reabilitação.

Alguns critérios observados na avaliação periodontal incluem:

- Quantidade de biofilme na cavidade bucal;
- Habilidade de higienização bucal do paciente;
- Sinais de inflamação nos tecidos moles (principalmente quando associado à presença de biofilme oral e cálculo);
- Presença de doenças sistêmicas que possam alterar a resposta dos tecidos periodontais (p. ex., diabetes melito);
- Presença de perdas ósseas;
- Bolsas periodontais;
- Recessão da margem gengival.

Durante o diagnóstico de possíveis doenças periodontais é imprescindível o uso de exames radiográficos como auxiliares na detecção de reabsorção do tecido ósseo.

Outro fator relevante a ser pensado durante o exame é a análise do tipo de reabilitação protética que o paciente irá receber, tentando identificar possíveis dificuldades que este encontrará para a manutenção do tratamento.

A estabilidade do tecido gengival está relacionada principalmente ao **fenótipo tecidual**. Como definido por Olsson e Lindhe,[1] os fenótipos teciduais variam de fino, com papilas festonadas, a espesso, com papilas planas (Figs. 4.3 e 4.4, Quadro 4.2). A variação de comportamento de cada fenótipo determinará um tipo de tratamento diferente. Fenótipos finos estão mais sujeitos à alteração da margem da mucosa peri-implantar ao longo do tempo, pois em um quadro inflamatório sua menor espessura de tecido conjuntivo pode se tornar insuficiente à nutrição adequada do epitélio peri-implantar, levando à descamação e à recessão. Fenótipos espessos são mais propensos à estabilidade de forma e posição, menos susceptíveis à recessão marginal e mais fáceis de manipular durante o ato cirúrgico.

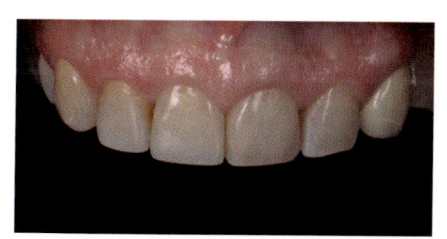

Figura 4.3 – Exemplo de fenótipo tecidual espesso.

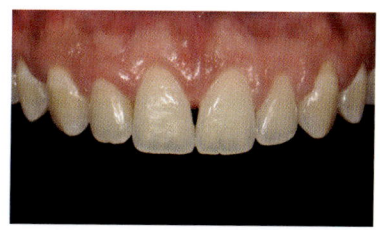

Figura 4.4 – Exemplo de fenótipo tecidual fino.

Fenótipo intermediário

A descrição da condição intermediária de periodonto,[2] que não se encaixa categoricamente em nenhum dos dois tipos, fino ou espesso, deve receber o mesmo tratamento de um tipo fino e festonado para garantir um resultado previsível.

SAIBA MAIS

Diante do fenótipo gengival fino, Kan e colaboradores,[3] propuseram a conversão do fenótipo tecidual através do enxerto de tecido conjuntivo, aumentando a espessura da mucosa ceratinizada. Desse modo, os tecidos tornam-se mais estáveis em longo prazo, oferecendo melhores resultados.

QUADRO 4.2 – Características dos fenótipos teciduais

Espesso e plano	Fino e festonado
Tecido mole denso e fibrótico	Tecido mole delgado
Faixa de mucosa ceratinizada ampla	Faixa de mucosa ceratinizada reduzida
Papilas curtas e largas	Papilas longas e estreitas
Perda de inserção associada à presença de bolsa periodontal	Perdas de inserção associada à presença de recessão de margem gengival
Áreas de contato nos terços médio/cervical	Áreas de contato nos terços incisal/oclusal
Dentes com formato quadrangular	Dentes com formato triangular
Osso subjacente amplo e espesso	Osso subjacente fino e festonado (alta frequência de deiscência e fenestração)

ANÁLISE ESTÉTICA

Entre os principais critérios de sucesso do tratamento com implantes, atualmente, incluem-se os aspectos estéticos inerentes ao paciente. É obrigação do cirurgião-dentista devolver a estética mais harmoniosa possível dentro das limitações e demandas de cada caso. Daí a importância do planejamento reverso, que poderá, por meio do enceramento, trazer uma boa noção de como ficaria o caso concluído, assim como os passos que serão seguidos para que esta meta seja alcançada.

Essencialmente, deve-se avaliar alguns critérios no sorriso, como lábios e mucosa gengival (estética rosa), além da análise dos dentes (estética branca). Os lábios formam a estrutura do sorriso, como uma moldura para um quadro artístico, representado por gengiva e dentes. De acordo com as linhas formadas pelos lábios quando uma pessoa sorri, a altura do sorriso é classificada em sorriso baixo, médio ou alto, levando em consideração também a quantidade de tecido gengival exposto (Fig. 4.5).

O suporte labial está ligado diretamente com o perfil do paciente e sofre grande influência dependendo da posição dos dentes anteriores. Por isso, esta análise deve ser feita observando a face do paciente com os lábios fechados, em repouso, e durante o sorriso.

Nos casos em que a região anterior será reabilitada, próteses provisórias, *mock-ups* (Figs. 4.6 e 4.7) e provas de dentes montados em uma base de cera são importantes instrumentos de diagnóstico da posição labial para a reabilitação final.

A avaliação dos dentes é também de suma importância para o resultado estético do caso. Neste critério, observa-se formato (triangular, oval ou quadrado), tamanho, posicionamento, relação com os adjacentes e antagonistas, cor, presença de defeitos congênitos (manchamentos, hipoplasias, etc.), entre outros fatores inerentes ao elemento dental.

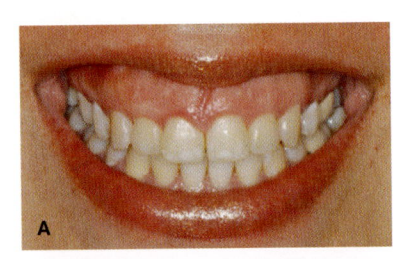

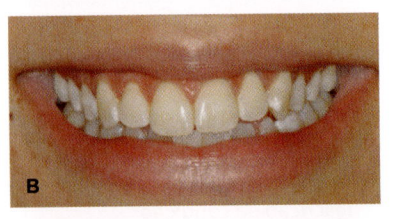

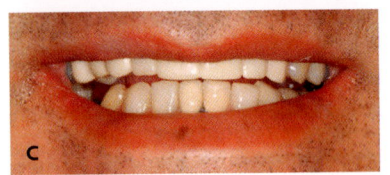

Figura 4.5 – Quanto à altura, o sorriso pode ser classificado em: (A) alto, (B) médio ou (C) baixo.

Figura 4.6 – Mock-up realizado em modelo de gesso.

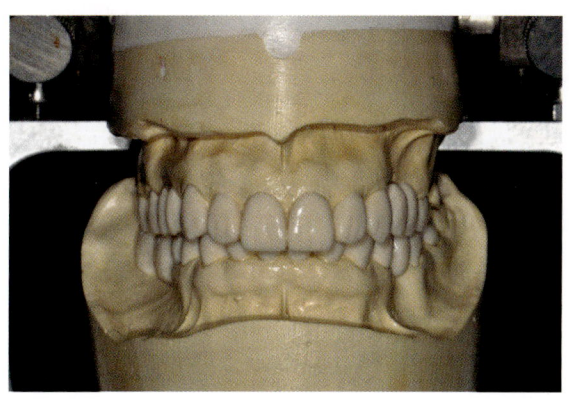

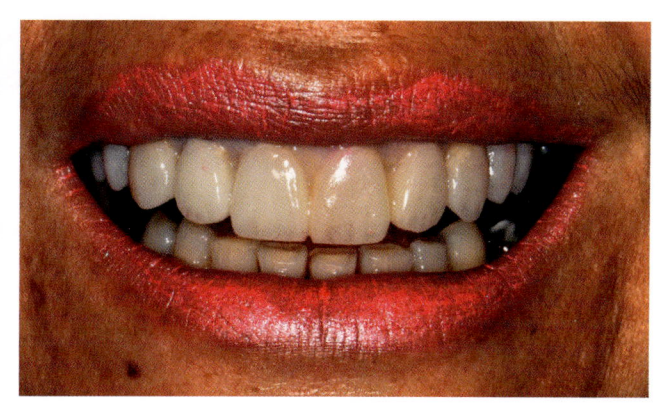

Figura 4.7 – Prova mock-up.

ENCERAMENTO DIAGNÓSTICO

A melhor forma de realizar um bom planejamento reverso, principalmente em casos complexos, é por meio do enceramento diagnóstico executado no modelo de estudo montado em articulador. Ele possibilita a visualização prévia dos tratamentos necessários para preencher todos os requisitos de estabilidade, estética, fonética e mastigação.

A materialização da situação final do caso dá ao profissional a noção das etapas a serem seguidas e dos materiais que serão necessários. É interessante que o paciente veja o enceramento, aprove e tome ciência do possível resultado final (Fig. 4.6)

TRATAMENTO PRÉVIO À INSTALAÇÃO DOS IMPLANTES

Com o planejamento realizado e aprovado pelo paciente, passa-se às etapas de tratamento prévio ao implante dentário. Em uma sequência natural de tratamento, a etapa de reposição dos dentes ausentes é estabelecida como o final do tratamento reabilitador, passando o paciente, após esta fase, a necessitar apenas dos tratamentos de manutenção.

Na **primeira etapa**, o paciente passará por uma **adequação do meio bucal** (promoção de saúde), com finalidade de eliminar doenças ativas e focos infecciosos intraorais. Exodontia de dentes condenados, controle de problemas periodontais, tratamentos endodônticos, remoção de lesões cariosas, o estabelecimento de um protocolo de higiene bucal e a alteração da suscetibilidade do hospedeiro (diminuição ou eliminação dos fatores/indicadores de risco) são essenciais para que a saúde bucal se restabeleça.

LEMBRETE

A etapa de adequação do meio bucal tem a finalidade de eliminar doenças ativas e focos infecciosos intraorais, ou seja, ela é essencial para que a saúde bucal se restabeleça.

É realizada uma nova avaliação, na qual analisa-se o sucesso da fase de adequação do meio bucal, e uma **segunda etapa** terapêutica se inicia com a **restauração das estruturas perdidas**. Nos dentes, a perda de tecido é devolvida por meio de materiais restauradores diretos ou indiretos e próteses provisórias. Para os tecidos ósseo e

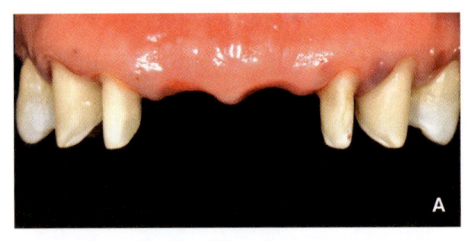

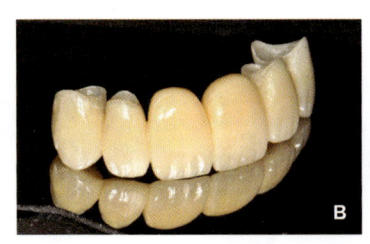

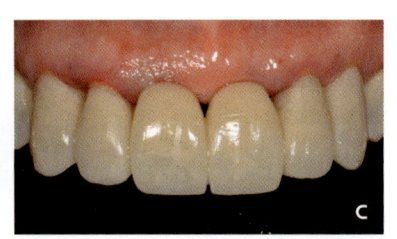

Figura 4.8 – Caso clínico de preparo do paciente com prótese provisória. (A) Preparo dentário. (B) Prótese provisória. (C) Prótese provisória instalada em boca.

mucoso, se necessário, procede-se a realização de cirurgias reconstrutivas, como os enxertos. Para que o posicionamento dos implantes fique adequado funcional e esteticamente, a indicação de tratamento ortodôntico pode ser necessária. Próteses provisórias também podem ser realizadas com o intuito de restabelecer o plano oclusal, manter os espaços e proporcionar uma ideia prévia do resultado protético final (Fig. 4.8).

A **terceira etapa** do tratamento reabilitador consiste da **reposição dos dentes ausentes** com materiais de grande durabilidade. É neste momento que se executa a instalação de implantes dentários como instrumentos de retenção para próteses. A troca de coroas provisórias por materiais cerâmicos e os ajustes estéticos e funcionais, são processos inseridos nesta fase.

GUIAS

SAIBA MAIS

Uma forma de confeccionar um guia multifuncional é através da duplicação das próteses totais dos pacientes, caso estejam em estado satisfatório. Se a prótese total não estiver satisfatória, ou se o paciente não possuir uma, o técnico deve encerar a posição dentária desejada para a confecção do guia.

Os guias são dispositivos que permitem visualizar as limitações e deficiências do caso, apresentar ao paciente o grau de dificuldade da situação clínica e localizar adequadamente os implantes para alcançar resultados estéticos, funcionais e fonéticos satisfatórios.

Eles podem ser classificados em diversos tipos segundo o seu objetivo e utilizados em diferentes fases do tratamento. São eles: guias diagnósticos, estéticos, radiográficos, cirúrgicos e de transferência.

O mais importante dessa classificação não é o tipo de guia, mas sim as funções que o guia deve apresentar. A confecção de vários guias para um mesmo caso clínico tomaria muito tempo, além de gerar custos adicionais. Desta forma, é mais interessante que um único guia apresente as funções necessárias para o caso em questão. Esse dispositivo, que contém a maior parte das funções supracitadas, é denominado de guia multifuncional.

GUIA CIRÚRGICO

Um plano de tratamento bem desenvolvido deve ser transferido precisamente para o momento da cirurgia de colocação de implantes, através de um guia cirúrgico. Este guia vai ditar a colocação do corpo do implante, que oferece a melhor combinação de suporte para as

Noções de Implantodontia Cirúrgica 51

forças repetitivas de oclusão, estética e necessidades de higienização. Para que o guia cirúrgico possa oferecer esta combinação de fatores é imprescindível que ele seja confeccionado de acordo com o enceramento de diagnóstico realizado previamente (Fig. 4.9).

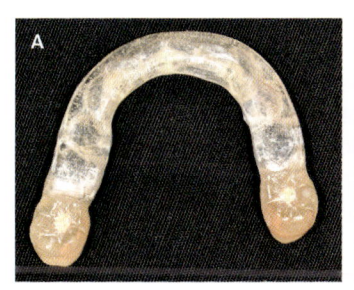

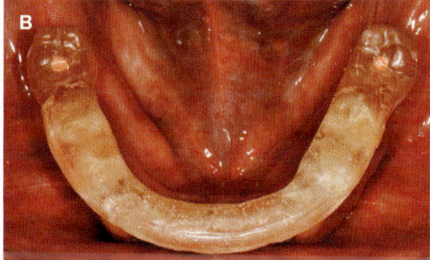

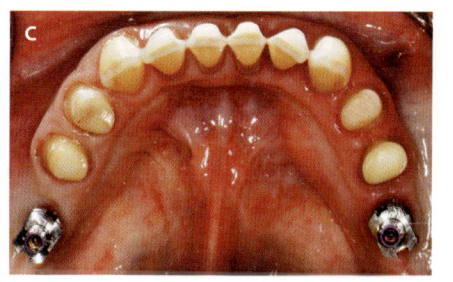

Figura 4.9 – (A) Guia cirúrgico. (B) Guia cirúrgico em boca. (C) Implantes instalados na posição marcada pelo guia.

CIRURGIA VIRTUAL GUIADA

Com a técnica da cirurgia virtual guiada, o planejamento se torna computadorizado, em um programa que permite a visualização dos três planos espaciais das estruturas ósseas e dentais a serem reabilitadas. Este recurso permite a colocação dos implantes em regiões com quantidade óssea adequada, inclinações favoráveis e posicionamento ideal, mesmo sob condições limítrofes dos tecidos.

Depois de aprovado o plano de tratamento, prossegue-se a confecção do guia cirúrgico personalizado. Cilindros metálicos servirão, no momento da cirurgia, de suporte para os guias de brocas que orientam a correta posição e inclinação nas perfurações. O diâmetro dos guias corresponde ao diâmetro das brocas, garantindo, assim, a precisão do sistema. Para uma melhor estabilidade, o guia é fixado por pinos de ancoragem (pinos âncora) e também nos próprios dentes, nos casos de pacientes dentados (Fig. 4.10).

ATENÇÃO

A cirurgia virtual guiada permite a colocação dos implantes em regiões com quantidade óssea adequada, inclinações favoráveis e posicionamento ideal.

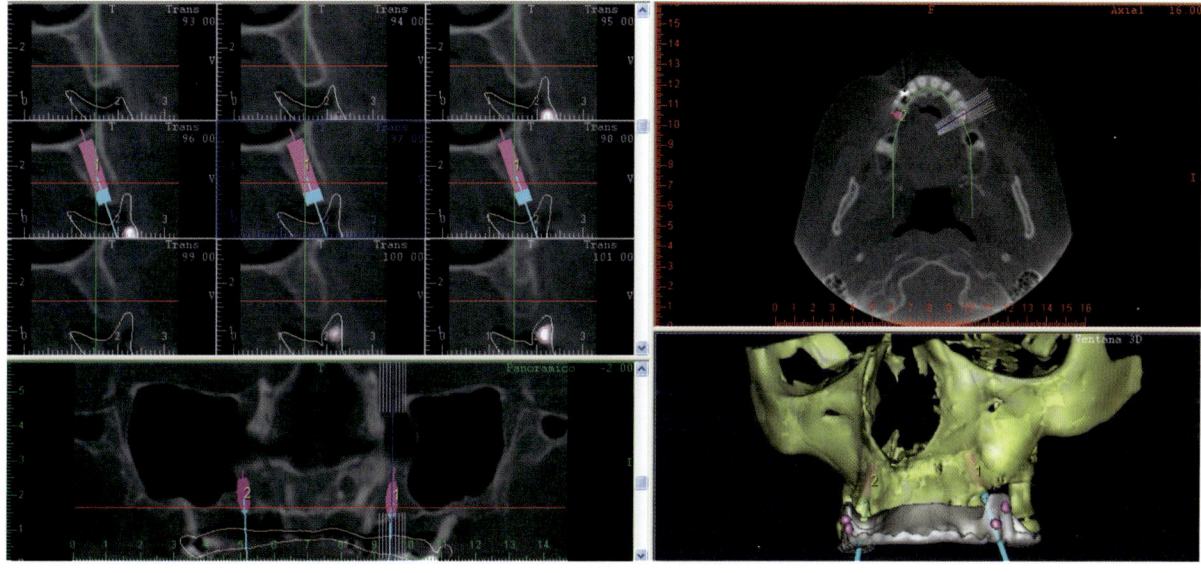

Figura 4.10 – Planejamento computadorizado para cirurgia virtual guiada.

CONSIDERAÇÕES FINAIS

O planejamento protético visando o plano de tratamento cirúrgico em implantodontia é um procedimento importante para o sucesso dos casos, especialmente nas situações complexas de reabilitação. Esta filosofia de trabalho facilita o diagnóstico, as tomadas de decisões, a instalação dos implantes e a reabilitação final. Além disso, proporciona maior conforto ao paciente por meio da redução do tempo cirúrgico e diminuição da sintomatologia dolorosa e edema, entre outras complicações pós-operatórias.

A utilização dos guias multifuncionais é uma estratégia necessária para obter segurança no tratamento com implantes.
Eles auxiliam em todas as fases do tratamento e, mesmo nos casos mais complexos, permitem ter uma maior previsibilidade dos resultados, aumentando substancialmente a qualidade e a longevidade das reabilitações protéticas implantossuportadas.

5

Princípios básicos de cirurgia

DÉBORA AMGARTEN RIBEIRO
MIGUEL NORONHA OLIVEIRA
JOSÉ PAULO MACEDO
PEDRO JORGE GONÇALVES PEREIRA
RICARDO DE SOUZA MAGINI

INTRODUÇÃO

Para que a cirurgia de colocação de implantes seja exitosa, é importante que o cirurgião-dentista esteja atento aos princípios básicos que envolvem desde o pré-operatório, passando pela cirurgia, até o pós-operatório. Assim, este capítulo se propõe a abordar os princípios básicos sobre informação ao paciente no pré-operatório, consentimento livre e esclarecido, medicações pré-operatórias, biossegurança, preparação do campo cirúrgico com o instrumental necessário ao procedimento, sedação, anestesia, técnicas cirúrgicas e de sutura, prescrição de medicamentos para o pós-operatório e de cuidados necessários para uma cicatrização eficaz.

OBJETIVOS DE APRENDIZAGEM

- Conhecer os princípios básicos da cirurgia em implantodontia:
  - Pré-operatório
  - Trans-operatório
  - Pós-operatório
- Aplicá-los na clínica diária

PRÉ-OPERATÓRIO

Antes de se iniciar a cirurgia propriamente dita, existem alguns passos que devem ser seguidos. Após a realização da anamnese e história clínica, o paciente que vai ser operado deve ser claramente informado sobre todas as etapas da cirurgia, assim como sobre os possíveis riscos. Ao assinar o termo de responsabilidade, o paciente diz estar ciente de todos os riscos a que estará exposto durante todo o tratamento.

CONSENTIMENTO LIVRE E ESCLARECIDO

O consentimento livre e esclarecido consiste em uma ficha de informação e consentimento para pacientes candidatos à cirurgia de implantes e reabilitação com próteses implantossuportadas. Este documento tem o objetivo de informar e esclarecer dúvidas do paciente quanto ao(s) tratamento(s) proposto(s), ao(s) exame(s) e procedimento(s) a ser(em) realizado(s), visando o cumprimento ético e legal quanto aos riscos do(s) exame(s)/procedimento(s).

Na página ao lado, é apresentado um exemplo de formulário para consentimento livre e esclarecido para uma reabilitação com implantes dentários.

INSTRUÇÕES PRÉ-OPERATÓRIAS PARA UMA CIRURGIA DE IMPLANTES DENTÁRIOS

Uma vez assinado o consentimento livre e esclarecido, são dadas as recomendações que o paciente deve seguir antes da cirurgia:

- No dia da cirurgia, a alimentação deve ser nutritiva e leve, evitando-se alimentos gordurosos, fritos, laxantes, fermentáveis (leite, queijos, banana);
- Comparecer à clínica com alguma antecedência vestindo roupas leves e confortáveis;
- Vir acompanhado(a), se possível;
- Evitar o uso de joias e maquiagem;
- Evitar fumar nas 72 horas que antecedem a cirurgia e nos 30 dias que a sucedem para evitar complicações anestésicas e cirúrgicas, além de contribuir para a melhor cicatrização dos tecidos;
- Planejar previamente a ausência no trabalho, de acordo com o tipo de cirurgia a ser realizada;
- Deixar preparada em casa uma alimentação fria e líquida/pastosa, como sopas, sumo e vitaminas, assim como bolsas de gelo para compressa;
- Tomar os medicamentos conforme a prescrição recebida na clínica;
- Esclarecer as dúvidas antes da cirurgia. Ter certeza de que entendeu as orientações pré e pós-operatórias, assim como a prescrição de medicamentos a serem tomados.

MEDICAÇÃO PRÉ-OPERATÓRIA

Previamente à cirurgia, é indispensável a administração de medicação aos pacientes. Esta prescrição preventiva tem como objetivo reduzir o risco de infecção, acalmar o paciente antes do ato cirúrgico e diminuir a dor pós-operatória.

No que diz respeito à prevenção de infecção, algumas medidas são:

- Bochechos com antissépticos, como o digluconato de clorohexidina (0,12% ou 2% durante 1 minuto);
- Profilaxia antibiótica com 2 g de Amoxicilina 1 h antes da cirurgia, quando indicada.

A prescrição de anti-inflamatório corticoide, como dexametasona, prednisolona, metilprednisolona e deflazacorte, também é muito utilizada, pois permite que o paciente tenha um melhor pós-operatório, com maior conforto e menos dor.

ATENÇÃO

A prescrição pré-operatória tem como objetivo reduzir o risco de infecção, acalmar o paciente e diminuir a dor pós-operatória.

Diagnóstico e tratamento recomendado

Após exame clínico oral e observação das radiografias, fui informado(a) que o meu dente ou dentes em falta podem ser substituídos por dentes artificiais suportados por um ou mais implantes dentários.

Foram-me apresentadas as diversas opções de tratamento que incluem o não tratamento, a utilização de próteses removíveis parciais ou totais suportadas pelos meus dentes ou pela mucosa oral, coroas ou pontes convencionais (se possível) e a colocação cirúrgica de implantes em titânio no osso existente nos maxilares de forma a serem usados para suportar uma nova coroa, uma prótese fixa ou uma prótese removível.

Optei pela solução de colocar implantes em titânio no osso existente nos maxilares e estou consciente dos benefícios, tendo sido informado(a) sobre o processo cirúrgico e protético e sobre os riscos envolvidos.

Fase cirúrgica do tratamento

Fui informado(a) de que serei submetido(a) à anestesia local, que os meus tecidos orais serão abertos de forma a expor o osso, que este será perfurado, e que os implantes serão colocados nas perfurações realizadas.

Os tecidos moles orais serão suturados por cima ou em redor dos implantes. O período de cicatrização varia entre 2 e 6 meses. Fui informado(a) de que eventualmente não poderei usar próteses nas primeiras 2 semanas após a cirurgia e/ou que, eventualmente, terão de ser feitas novas próteses provisórias durante o período de cicatrização e integração óssea dos implantes.

Estou também consciente de que se a situação clínica durante a cirurgia for desfavorável para o uso de implantes ou impedir a sua colocação, os profissionais envolvidos tomarão a melhor decisão sobre a resolução do caso em meu benefício. O procedimento pode ainda envolver a colocação suplementar de autoenxertos ósseos ou de materiais de regeneração óssea para melhorar a colocação dos implantes ou a estética local, incluindo no interior dos seios maxilares, de forma a aumentar a altura e a largura do osso existente nessa região. Em alguns desses casos que exijam regeneração óssea, os implantes serão colocados somente alguns meses mais tarde.

Observações pós-operatórias

Serão necessárias observações no período pós-operatório em intervalos regulares.

Complicações pós-operatórias

Fui informado(a) dos riscos de possíveis complicações da cirurgia, da anestesia e dos medicamentos que me serão receitados. Após a cirurgia poderá haver dor, edema ("inchaço") e alteração na coloração da pele. Se forem efetuados enxertos nos seios maxilares poderá haver alguma hemorragia através das fossas nasais. Menos frequentemente, poderá haver infecção, alguma perda de sensibilidade ou sensação de choque elétrico quando os implantes são colocados na zona posterior do maxilar inferior. Em raras situações, esta sensação alterada ou perda de sensibilidade pode ser permanente. Em casos raros, poderá haver restrição da abertura da boca, sensibilidade dentária ao quente e ao frio, impacto negativo na fala, fraturas ósseas, penetração dos seios maxilares, cicatrização retardada ou deglutição acidental de corpos estranhos. A duração exata de cada complicação não pode ser determinada e podem ser irreversíveis.

Prognóstico

Embora o prognóstico seja favorável neste momento, os resultados não podem ser garantidos, pois podem ocorrer alterações imprevistas do osso ou tecidos moles que envolvem os implantes, exigindo a remoção dos mesmos. Esta remoção não é complicada e na maioria dos casos novos implantes serão colocados posteriormente.

Fase protética do tratamento

Compreendi que nesta fase serei enviado(a) de volta ao meu dentista ou aos dentistas responsável(is) pela fase protética deste consultório. Esta fase é tão importante quanto a fase cirúrgica para o sucesso a longo prazo da reabilitação oral com implantes. Durante esta fase, uma coroa, ponte ou prótese será colocada sobre o(s) implante(s). O objetivo do implante dentário é permitir a colocação de dente(s) artificial(is). O implante dará suporte, ancoragem e retenção a esses dentes.

Compreendi que o desenho e a estrutura da prótese podem ser um fator substancial no sucesso ou fracasso dos implantes. Assim, qualquer alteração feita na prótese, posteriormente ao final do tratamento, poderá levar ao fracasso dos implantes, e este fracasso será da responsabilidade da pessoa que efetuar tais alterações.

Fui informado(a) de que a ligação entre os implantes e a prótese pode falhar e que poderá ser necessário remover os implantes. Isto poderá ocorrer na fase inicial de integração no osso ou posteriormente.

Embora a taxa de sucesso dos implantes dentários seja muito elevada, não me foi dada qualquer garantia de que o tratamento proposto será 100 % bem-sucedido (de fato, as taxas de sucesso internacionais rondam os 98%) ou de que a reabilitação protética final seja totalmente bem-sucedida do ponto de vista funcional ou estético. Compreendi que nenhum tratamento médico ou dentário é totalmente previsível, incluindo a reabilitação com implantes, e que se fatores imprevistos, quer cirúrgicos ou protéticos, surgirem e exigirem outros tratamentos, a estimativa de honorários que me foi apresentada pode ser alterada.

Estou ciente de que o sucesso a longo prazo deste tratamento exige que eu efetue os procedimentos de higiene oral que me foram aconselhados e ensinados e que deverei voltar periodicamente para consultas de revisão e manutenção (períodos variáveis, mas geralmente serão necessárias 2 a 3 consultas anuais). Compreendo que estas consultas indispensáveis à manutenção da saúde e função da minha reabilitação com implantes serão pagas de acordo com as tabelas do consultório.

Fui informado(a) de que qualquer retratamento necessário devido a complicações com os implantes ou com a restauração protética será processado da seguinte forma: nos primeiros 2 anos os implantes serão substituídos sem qualquer encargo para mim. Nos primeiros 2 anos as restaurações protéticas serão substituídas ou reparadas sem quaisquer honorários médicos. No entanto, me serão cobrados os custos laboratoriais e dos componentes após uma previsão destes custos me ser apresentada antes de iniciar o retratamento.

Fui também informado(a) de que, caso não cumpra com os procedimentos de higiene oral indispensáveis à manutenção dos meus implantes e reabilitação protética ou não compareça às consultas de manutenção combinadas, assumirei todos os custos do retratamento se este for necessário. Serei informado(a) dos orçamentos estimados dos custos desse retratamento antes do seu início.

Publicação ou apresentação dos registros

Autorizo que fotos, radiografias, modelos e filmagens do meu tratamento sejam utilizados para o avanço da odontologia, por meio de publicação ou apresentações públicas científicas. A minha identidade nunca será revelada sem a minha autorização.

Consentimento do paciente

Fui completamente informado(a) sobre a natureza do tratamento com implantes dentários, técnicas a utilizar, riscos e benefícios da cirurgia, tratamentos alternativos disponíveis e necessidade de manutenção no consultório e em casa. Tive a oportunidade de fazer perguntas referentes às minhas preocupações relacionadas com o tratamento. Compreendi também que os honorários da fase cirúrgica não incluem os honorários da fase protética.

Certifico que li e compreendi totalmente este documento e assim autorizo que o tratamento necessário seja efetuado.

Data _____/_____/_____

Assinatura do paciente _____

CIRURGIA

A cirurgia consiste em vários passos, sendo que ela deve obedecer a algumas regras que permitam uma **assepsia/antissepsia**, resultando em menos complicações para o paciente. O cirurgião deve conhecer bem todos os passos da fase operatória e as possíveis complicações que podem ocorrer durante e após a cirurgia, com suas consequentes sequelas.

Na sequência serão abordados todos os cuidados necessários de biossegurança e todos os passos do procedimento cirúrgico.

BIOSSEGURANÇA

ASSEPSIA/ANTISSEPSIA

ASSEPSIA: conjunto de medidas que têm como objetivo impedir a contaminação de equipamentos e organismos previamente desinfectados ou esterilizados. Neste caso, existe uma ausência total de germes microbianos.

ANTISSEPSIA: conjunto de medidas destinadas a prevenir, combater e eliminar a infecção ou a contaminação.

As medidas de assepsia e antissepsia permitem evitar a contaminação do paciente por um agente patológico, a sobreinfecção de uma ferida cirúrgica e a transmissão de doenças infecciosas do cirurgião ou do assistente ao paciente e vice-versa.

> Apesar de a utilização de antibióticos ser importante e de grande ajuda no combate à infecção, isto não substitui a necessidade de realizar uma cirurgia de forma asséptica.

> A assepsia cirúrgica deve incluir o paciente, o cirurgião e os assistentes, o instrumental e todo o equipamento odontológico que será utilizado no local da intervenção cirúrgica.[1]

ASSEPSIA DO PACIENTE

A cavidade bucal nunca estará completamente estéril. Porém, pode-se evitar a maior parte da contaminação antes da intervenção cirúrgica por meio de raspagens e profilaxias prévias à cirurgia e bochechos com um colutório antisséptico, como o digluconato de clorexidina a 0,12%.

Devem ser colocados panos estéreis sobre a região a ser operada, que devem cobrir a cabeça, o pescoço, o tórax e o resto do corpo, deixando descoberta apenas a região que será operada. Estas toalhas podem ser fixas através de pontos de sutura ou pinças de campo. Na região extraoral exposta, é aplicada iodopovidona, complementando a assepsia.[1]

ASSEPSIA DO CIRURGIÃO E ASSISTENTES

O cirurgião e os assistentes devem colocar a touca, a máscara e os óculos. A utilização de uniforme impede a contaminação da roupa e, por isso, ele deve ser usado. Tanto o cirurgião quanto os assistentes devem lavar as mãos de uma forma cuidadosa com água e sabão líquido antisséptico. A lavagem deve ser realizada antes de cada procedimento; entre procedimentos diferentes; após o procedimento; e após contato com sangue, secreções e outros líquidos orgânicos. A água deve ser acionada em um pedal ou então por meio de um sensor. A lavagem das mãos pode subdividir-se em: higiênica, asséptica e cirúrgica (esta mais demorada).

Após lavar e secar as mãos, procede-se a colocação da roupa cirúrgica. É colocado jaleco estéril e em seguida luvas, também estéreis, realizando isto cuidadosamente, sem contaminar. Uma alternativa às luvas de látex, devido à alergia, são as luvas de vinil, nitrito e neopreno.[1]

ASSEPSIA DO INSTRUMENTAL

Em cirurgia bucal, todo o instrumental utilizado deve estar esterilizado. Isto é feito, geralmente, por meio da esterilização com calor úmido (autoclave), com calor seco (estufa) ou com óxido de etileno.[1]

ASSEPSIA DO EQUIPAMENTO DENTAL E DAS SUPERFÍCIES DO LOCAL

O equipamento dental e o local onde vai ocorrer a cirurgia devem estar bem limpos, o que pode ser feito por meio do uso de desinfetantes (hipoclorito, glutaraldeído) ou colocando proteções estéreis para proteger os equipamentos. A presença de ar condicionado e ventilação também ajuda na assepsia.

Na sala de esterilização procede-se a separação do lixo e do material contaminado do esterilizado.[1]

MONTAGEM DO CAMPO CIRÚRGICO

O instrumental cirúrgico deve estar organizado de acordo com a sequência de uso e de forma asséptica.[1-4]

Os instrumentos devem estar dispostos em uma mesa como a de Mayo, seguindo as técnicas cirúrgicas a serem realizadas. (Fig. 5.1). Uma mesa desorganizada leva o cirurgião a perder tempo procurando os instrumentos, o que gera atraso na cirurgia.

O instrumental cirúrgico básico pode ser divido de acordo com as suas funções conforme apresentado na sequência.[1,2,4]

Instrumental cirúrgico

Conjunto de utensílios desenhados para executar diferentes atos cirúrgicos.

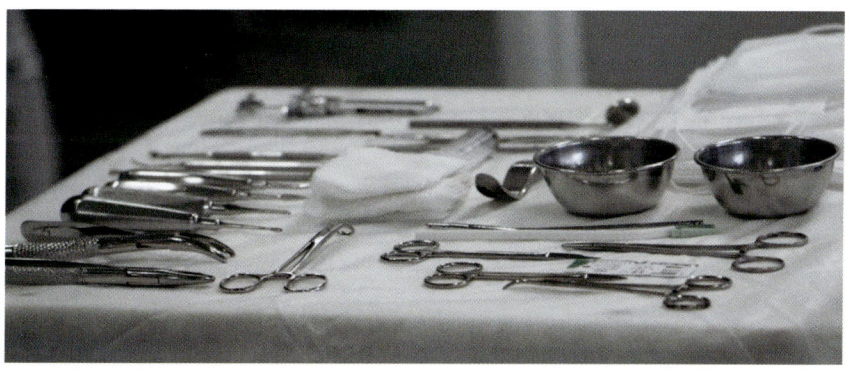

Figura 5.1 – Mesa cirúrgica pronta para o procedimento.
Foto gentilmente cedida pelo Doutorando Carlos Clessius Ferreira Xavier.

INSTRUMENTOS PARA MANTER OS CAMPOS CIRÚRGICOS

- As pinças de campo são, principalmente, usadas para fixar os tecidos esterilizados na cabeça e no peito do paciente. Fixa também o tubo de aspiração e o de conexão da peça de mão ao tecido que recobre o peito do paciente (p. ex., pinça de Backhaus e de Jones).

MATERIAL PARA ANESTESIA

Os materiais necessários para anestesia são carpule, agulha e tubete.

INSTRUMENTOS QUE PERMITEM UMA MELHOR VISUALIZAÇÃO DO CAMPO CIRÚRGICO

- Afastadores: usados para retrair o retalho mucoperiósteo. Antes de o retalho ser criado se apoia na mucosa; após o rebatimento do retalho se apoia no osso de modo a afastar o retalho. Um dos mais usados é o Minnesota. Existem também o Farabeuf, Langenbeck, Austin, entre outros;
- Espelhos clínicos;
- Abridor de boca: mantém a abertura bucal quando os procedimentos são demorados e quando o paciente não coopera com o cirurgião-dentista;
- Aspiradores.

INSTRUMENTOS PARA DIÉRESE

- Bisturis: composto pelo cabo e pela lâmina (as mais usadas são a 12, 15 e a 15 "c"). A lâmina deve ser colocada cuidadosamente com a ajuda de um porta-agulhas:
  - Lâmina 12 – falciforme e pontiaguda, indicada para cirurgias periodontais e regiões posteriores;
  - Lâminas 15 e 15 "c" – Bordo convexo cortante que se torna reto à medida que se aproxima do cabo, indicado para retalhos e cristas alveolares.
- Tesouras: dividem-se em tesouras de tecidos moles e tesouras para sutura. Exemplos de tesouras de tecidos moles são a Metzembaum, a Iris e a Goldman Fox;
- Periótomos: usados para descolar a mucosa e o mucoperiósteo do osso e para rebater os retalhos. Os mais utilizados são os de Molt, Free, Pritchard e Buser.

INSTRUMENTOS PARA APREENSÃO E FIXAÇÃO DE TECIDOS

- Utilizados para estabilizar os retalhos e ajudar a passar o fio de sutura (p. ex., pinças de dissecção como a de Adson e Dietrich).

INSTRUMENTOS PARA CONTROLAR A HEMORRAGIA

- Normalmente usados para comprimir pequenos vasos hemorrágicos (pinças Mosquito, Kelly, Kocker).

INSTRUMENTOS PARA REMOÇÃO DE TECIDOS MOLES DE DEFEITOS ÓSSEOS

- Curetas periapicais: indicadas para a remoção de granulomas, pequenos cistos periapicais e tecido de granulação do alvéolo. Uma das mais utilizadas é a Lucas/Hemingway;
- Jogo de Curetas Goldman-Fox: para remoção do tecido de granulação.

INSTRUMENTOS PARA REMOÇÃO ÓSSEA

- Pinças Goiva: para a remoção de grande volume ósseo;
- Martelo e Cinzel: para áreas com osso mais medular;
- Limas de osso: para remoção de reduzido volume ósseo;
- Brocas de osso: para áreas com osso mais cortical.

INSTRUMENTOS ESPECÍFICOS PARA EXODONTIA

- Sindesmótomo: tem por objetivo romper as fibras de Sharpey;
- Alavancas e fórceps: para luxação e exodontia.

INSTRUMENTOS ESPECÍFICOS PARA IMPLANTODONTIA

- Kit de brocas, fresas, chaves cirúrgicas e protéticas: para a perfuração óssea e instalação dos implantes e componentes;
- Cinzel reverso de Ochsenbein: para reanatomização óssea;
- Coletor ósseo (acoplado ou não ao sugador cirúrgico): para coleta de partículas ósseas;
- Contra-ângulo cirúrgico: utilizado para acoplar as fresas e brocas cirúrgicas no momento da perfuração e instalação dos implantes;
- Gengivótomos de Kirkland ou Goldman-Fox e de Orban: para manipulação de tecidos;
- Motor cirúrgico: onde é acoplado o contra-ângulo cirúrgico;
- Osteótomos e expansores ósseos: para expansão do alvéolo cirúrgico;
- Pedra para afiar instrumental (periodontia);
- Pote Dapen esterilizável;
- Régua milimetrada de inox;
- Seringa plástica descartável Lüer Lock – 20cc/ ponta metálica;
- Sonda periodontal milimetrada.

INSTRUMENTOS PARA IRRIGAÇÃO DOS TECIDOS

- Agulha: para irrigação sem bisel;
- Cubas de inox: para soro fisiológico e/ou outra solução (clorexidina).

INSTRUMENTOS PARA SUTURAR A MUCOSA

- Porta-agulhas (Mayo-Heger; Castroviejo; Crille Wood);
- Tesouras (reta 12 cm ou curva);
- Agulhas de sutura;
- Fios de sutura.

SEDAÇÃO CONSCIENTE COM ÓXIDO NITROSO

A utilização do óxido nitroso (N_2O) como método de sedação tem como objetivo obter um **duplo efeito**, o de analgésico e o de sedativo, principalmente na vertente psíquica, mais do que na motora. Na odontologia, a sua principal aplicação é na odontopediatria, para crianças não cooperantes. Outros casos são: pessoas com medo e ansiedade, que não toleram procedimentos prolongados e pacientes com problemas cardiovasculares. Também pode ser utilizado na área da implantodontia.

Com o óxido nitroso, a necessidade de anestesia local continua, mas as suas quantidades são menores. Alguns sinais de sobressedação que podem ocorrer incluem impossibilidade de manter a boca aberta, náuseas e vómitos. Em casos extremos de sobressedação, a solução é interromper o aporte de N_2O e apertar o botão de O_2. Este método de sedação tem como desvantagem os custos da instalação e é necessário que o profissional seja habilitado, tenha treinamento e formação.[5]

ANESTESIA

Geralmente, nas cirurgias bucais a anestesia utilizada é a local. Este tipo de anestesia tem como uma das vantagens, em relação à anestesia geral, a possibilidade de cooperação do paciente. Deste modo, o paciente pode realizar os movimentos naturais mandibulares de excursão lateral e cêntrica e, assim, auxiliar na verificação do correto posicionamento do implante. A presença do vasoconstritor no anestésico local permite uma maior hemostasia e um efeito anestésico mais prolongado. Mesmo em cirurgias de implantes, a escolhida normalmente é a anestesia local. Quando a extensão destas cirurgias é maior, justifica-se a utilização de anestésicos locais de ação prolongada.

A anestesia geral pode ser utilizada quando as cirurgias são mais complexas e prolongadas e quando se recorre a uma extensa enxertia. Este tipo de anestesia exige que a cirurgia decorra em ambiente hospitalar, na presença de um médico anestesista.[1,6]

LEMBRETE

Em cirurgias de implantes, normalmente se emprega a anestesia local. Quando a extensão destas cirurgias é maior, justifica-se a utilização de anestésicos locais de ação prolongada.

INCISÃO

Em uma reabilitação com implantes dentários, geralmente é necessário recorrer a uma ou mais cirurgias. Em cada uma dessas cirurgias estão incluídas várias etapas. Cada uma das etapas deve ser cumprida de uma forma correta, buscando bons resultados para o tratamento.

Uma destas primeiras etapas é a incisão, que é um tipo de diérese. A diérese pode ser descrita como o ato de separar os tecidos com fins operatórios. Ela subdivide-se em dois tipos: a incisão, que consiste na separação dos tecidos através do corte, e a divulsão, em que os tecidos são separados sem corte.

A literatura tem descrito diversas técnicas de abordagem cirúrgica em implantodontia. A não elevação de retalho (técnica *flapless*) tem sido uma técnica muito utilizada, pois permite melhores resultados estéticos na região anterior. Porém, em mãos pouco experientes, isto pode resultar na perfuração lateral do osso. A incisão é, por isso, uma técnica que precisa ser dominada quando realizam-se cirurgias de instalação de implantes.

Durante um ato cirúrgico, a incisão é executada com um instrumento cortante que separa os tecidos moles. Para isso, podem-se utilizar diversos meios:

- Mecânicos (bisturi e tesoura);
- Térmicos (bisturi elétrico);
- Outros (laser).

COMO REALIZAR A INCISÃO

Quando se escolhe a lâmina como instrumento de corte, é necessário saber, em primeiro lugar, qual delas deve-se usar.

Após selecionar a lâmina, deve-se escolher qual a técnica de incisão que melhor se adapta à forma de trabalho. O bisturi pode ser manuseado como uma "caneta" (Fig. 5.2) ou como uma "faca de mesa" (Fig. 5.3).

Antes da incisão, é importante ficar atento à inclinação da lâmina do bisturi em relação à superfície da mucosa a incisar. As lâminas utilizadas devem ser sempre novas. É importante atentar e considerar quando é necessária a troca da lâmina devido à perda de capacidade de corte. As incisões podem ser feitas de forma longa e contínua ou podem ser curtas e interrompidas. É de extrema importância, antes de começar a incisão, ter pleno conhecimento anatômico da região a operar.

LOCALIZAÇÃO

Uma incisão de pequena dimensão ou um traço de incisão insuficiente pode provocar um atraso na cicatrização e o aparecimento de bridas cicatriciais com influência no plano funcional. A incisão deve ser realizada preferencialmente pela mucosa ceratinizada. Ela deve obedecer a alguns princípios.

PRINCÍPIOS PARA A REALIZAÇÃO DA INCISÃO

- Deve ser reta, única, firme e perpendicular ao plano ósseo;
- Deve-se evitar acidentes anatômicos proeminentes;

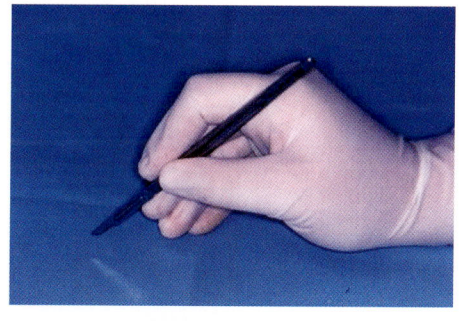

Figura 5.2 – "Caneta".

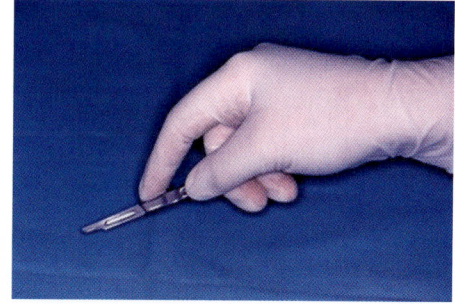

Figura 5.3 – "Faca de mesa".

- Deve-se respeitar a zona de emergência de terminações nervosas;
- Deve ser paralela e não transversal à distribuição da vascularização;
- Deve ser profunda, abarcando toda a espessura do retalho.

PRESERVAÇÃO DE ESTRUTURAS ANATÔMICAS VITAIS

Existem particularidades anatômicas que variam de indivíduo para indivíduo. Conhecendo-se a anatomia da área a ser incisada, se consegue a preservação de estruturas vitais. Deve-se salientar, na mandíbula, o nervo mentoniano e a fossa submandibular, e, na maxila, a artéria palatina.

REBATIMENTO DO RETALHO
PRINCÍPIOS BÁSICOS DO DESENHO DO RETALHO

Retalho é a porção de tecido que fica delimitada por uma ou várias incisões e que vai ser deslocada para possibilitar a execução da técnica cirúrgica. O retalho pode incluir a exposição da crista edêntula, assim como as concavidades ósseas e a visualização de estruturas anatômicas importantes, de modo a evitar acidentes e complicações.

O desenho do retalho deve obedecer a alguns princípios básicos, prevenindo a ocorrência de necrose, deiscência ou rompimento dos tecidos:

- A incisão deve ser única e contínua, sem linhas secundárias, permitindo a execução de uma sutura bem adaptada e boa cicatrização. A existência de várias linhas de corte provoca o aparecimento de bridas e alterações na cicatrização (Fig. 5.4);

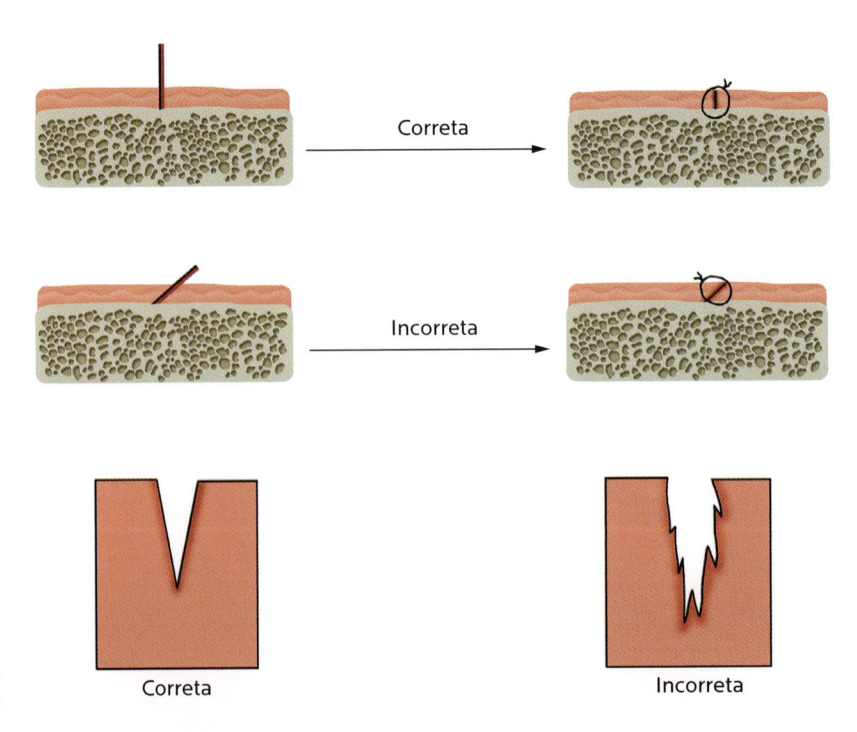

Figura 5.4 – Linhas de incisão. A correta é reta, única e contínua.

- A base do retalho deve ser sempre maior que o vértice; deve-se evitar a tensão ou compressão sobre a base do retalho. A trajetória dos vasos nutritivos também deve ser respeitada e o descolamento e a tração exercida sobre o retalho devem ser feitos sempre de uma forma contínua e suave (Fig. 5.5);
- Os diferentes traços das incisões devem se situar sobre o osso sadio e íntegro, proporcionando uma melhor recuperação no pós-operatório;
- O desenho do retalho deve permitir a perfeita visualização da área da cirurgia, incluindo concavidades ósseas e estruturas anatômicas importantes, facilitando a execução de todas as manobras cirúrgicas posteriores;
- O rebatimento do retalho deve ser suficiente para permitir sua manipulação e reposicionamento livres de tensão. Para prevenir a laceração dos tecidos, o retalho deve ser extenso e, quando necessário, pode-se efetuar uma incisão relaxante, que deve estar localizada entre a papila interdentária e a linha média da margem cervical do dente. Nunca deve ser feita na papila ou no centro do dente, para não provocar a necrose e/ou recessão. Deve-se evitar incisões relaxantes sobre proeminências ósseas e freios;
- Antes do fechamento do retalho é importante limpar quaisquer resíduos e *debris* debaixo dos retalhos por meio de irrigação com solução salina estéril e aspiração cuidadosas. A coaptação das bordas sobre osso saudável e tensão moderada na sutura podem prevenir uma deiscência do tecido (Fig. 5.6).

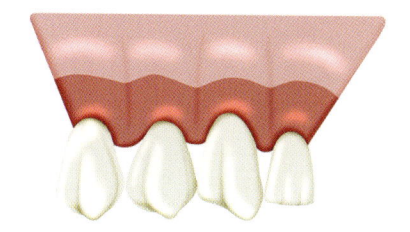

Figura 5.5 – Desenho do retalho com base maior que o vértice.

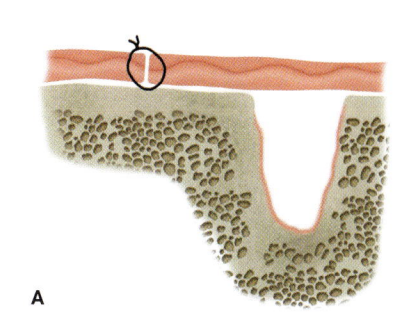

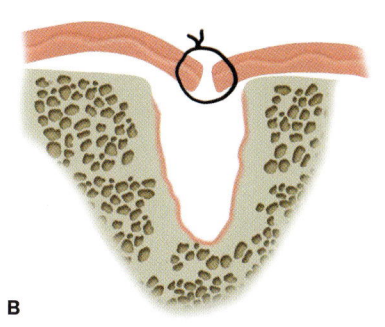

Figura 5.6 – Correto posicionamento das bordas do retalho sobre osso saudável, prevenindo deiscência do tecido.

DESENHO DO RETALHO PARA INSTALAÇÃO DE IMPLANTES

A incisão no meio da crista alveolar pode ser utilizada na maioria dos casos. Ela pode ser estendida aos sulcos dos dentes adjacentes para que o retalho seja elevado em direção apical, permitindo uma melhor visualização do contorno ósseo. Por vezes, a visualização pode não ser suficiente e tem de se recorrer às incisões relaxantes.

A presença de uma faixa de mucosa ceratinizada na área cirúrgica, apesar de controversa, é fator importante na estética e proteção das estruturas peri-implantares a longo prazo. Quando se observa pequena faixa de mucosa ceratinizada na porção vestibular da área a receber os implantes, a incisão na crista pode ser deslocada para palatino, e esta faixa de mucosa ceratinizada é preservada e reposicionada para vestibular.

Na inexistência de mucosa ceratinizada, deve-se pensar em procedimentos de manipulação tecidual (enxertos) previamente à cirurgia de instalação dos implantes.[3,7-9]

É a partir do tipo de cirurgia e abordagem planejadas, bem como das condições anatômicas, que se realizam as incisões para a confecção dos retalhos, os quais são apresentados a seguir.

RETALHO DE ESPESSURA TOTAL, OU MUCOPERIÓSTEO

Descolamento de todo o tecido mole aderido ao osso. O periósteo é deslocado juntamente com o retalho. Como este tipo de retalho expõe tecido ósseo e oferece completa visualização da área e acesso para o procedimento cirúrgico, ainda é o mais utilizado nas cirurgias convencionais em implantodontia (Fig. 5.7).

RETALHO DE ESPESSURA PARCIAL, OU DIVIDIDO

Deslocamento total do tecido mole aderido ao osso, somente na porção mais coronal da arquitetura óssea, expondo apenas a porção da crista óssea em que serão instalados os implantes. A partir de então, é feito o deslocamento parcial do tecido mole, preservando aderidos periósteo e tecido conjuntivo que recobrem o osso. Esta técnica não permite a visualização completa do campo operatório, mas proporciona mobilidade ao retalho e facilita seu reposicionamento (Fig. 5.8).

RETALHO COMBINADO OU MISTO

Acesso ao tecido ósseo, por meio do rebatimento em espessura total até a junção muco-gengival, a partir de onde é feita a divisão do retalho para fornecer mobilidade e facilitar sua manipulação e sutura (Fig. 5.9).

FLAPLESS OU CAMPO FECHADO

A realização de cirurgias de instalação de implantes, sem a abertura de um retalho, pode ser aplicada, desde que bem indicada. Pesquisas experimentais têm demonstrado um menor dano à crista óssea devido a realização desta técnica.[9] Técnica esta que vem ganhando espaço com o advento das cirurgias guiadas por programa de computador e instalação imediata dos implantes após a exodontia. Neste último caso, o acesso para a instrumentação do sítio cirúrgico se dá pelo próprio alvéolo, sem grande dificuldade; já a técnica de **cirurgia guiada** possibilita o planejamento computadorizado e a confecção do guia cirúrgico extremamente preciso, diminuindo os riscos da instalação de implantes em campo fechado (Fig. 5.10).

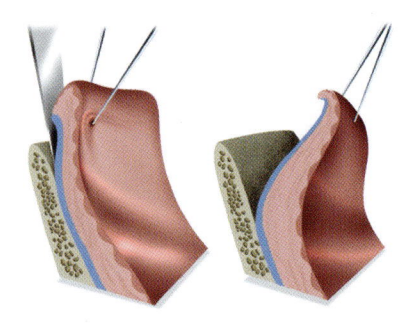

Figura 5.7 – Retalho de espessura total.

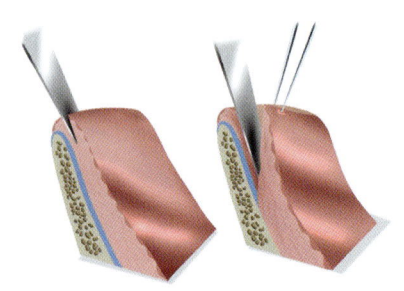

Figura 5.8 – Retalho de espessura parcial.

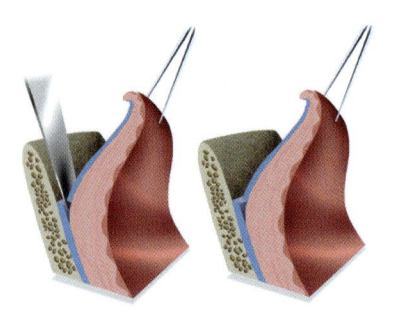

Figura 5.9 – Retalho misto.

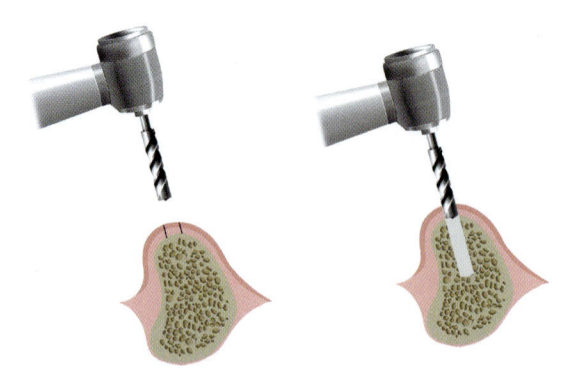

Figura 5.10 – Flapless. Ausência de retalho para acesso cirúrgico.

INSTRUMENTAÇÃO CIRÚRGICA

Mais uma vez, na etapa da instrumentação cirúrgica, deve-se levar em conta o planejamento reabilitador, a escolha dos implantes e componentes e, principalmente, as condições anatômicas e a qualidade do tecido ósseo. Assim, o procedimento cirúrgico é conduzido de forma a minimizar os traumas e manter a capacidade reparadora do tecido ósseo, que conduzirá ao processo de osseointegração.

As principais considerações anatômicas na instalação de implantes na mandíbula são:

- Canal alveolar inferior;
- Forame mentoniano;
- Fossa submandibular.

Na maxila, as principais considerações anatômicas são:

- Seio maxilar;
- Canal incisivo.

Uma vez que alguma destas estruturas esteja presente na área em que se deseja instalar implantes, existem técnicas cirúrgicas auxiliares que podem ser realizadas antes ou no mesmo momento da instalação dos implantes. A lateralização do nervo alveolar inferior, o levantamento de seio maxilar ou o esvaziamento do forame e canal incisivos são alguns exemplos destas técnicas.

PERFURAÇÕES ÓSSEAS – PREPARO DO "ALVÉOLO" (SÍTIO) CIRÚRGICO

As preparações ósseas têm o objetivo de formar um sítio para fixação do implante, da forma menos traumática e mais precisa possível, para que se obtenha estabilidade primária e promoção do processo de osseointegração. Para isso, geralmente são realizadas sob irrigação constante e movimentos intermitentes de vai e vem durante toda a perfuração.

Os motores cirúrgicos devem trabalhar em, pelo menos, duas faixas de rotação: uma de alta rotação, trabalhando a uma velocidade média de 800 rpm para execução das perfurações; e outra de baixa rotação, trabalhando a uma velocidade média de 20 rpm e alto poder de torque (até 50 N/cm), para a formação de roscas no tecido ósseo e instalação dos implantes.

As brocas para perfuração óssea são, em geral, confeccionadas em aço inoxidável, mas existem ainda brocas cerâmicas e em zircônia disponíveis no mercado.

As brocas podem ser reutilizadas após o processo de limpeza e esterilização; entretanto, a falta de qualidade do material e seu sobreuso podem levar a um superaquecimento do osso, fratura e desprendimento de material, podendo prejudicar o processo de osseointegração. É aconselhável a utilização de uma mesma broca por até 10 vezes, no máximo.

ATENÇÃO

É aconselhável a utilização de uma mesma broca por até 10 vezes, no máximo. A falta de qualidade do material e seu sobreuso podem levar ao superaquecimento do osso, fratura e desprendimento de material.

SEQUÊNCIA DE BROCAS

A sequência-padrão de brocas, na instrumentação do sítio a receber os implantes, varia de acordo com a marca ou com o sistema de implantes e com a qualidade e a quantidade do tecido ósseo.

QUADRO 5.1 — Qualidade do tecido ósseo

Tipo	Característica	Vantagem
Cortical	Rígido	Maior estabilidade primária
Medular	Maleável	Maior vascularização e fonte celular

O objetivo deste capítulo é abordar de forma superficial a sequência de brocas utilizadas em implantodontia, sendo esta aprofundada no Capítulo 6.

QUALIDADE E QUANTIDADE ÓSSEAS

A sequência de perfuração cirúrgica deve levar em conta a qualidade do tecido ósseo e seu grau de **corticalização**, o que define sua rigidez e vitalidade. Um osso predominantemente cortical, quando comparado a um tecido ósseo mais medular, é mais rígido e deverá passar por mais passos cirúrgicos até a perfuração ideal; além de possuir uma menor quantidade de células e vasos sanguíneos com diminuição da capacidade reparadora.

Por outro lado, o osso predominantemente medular permite suprimir o uso de algumas brocas e minimizar o trauma cirúrgico, além de fornecer uma maior fonte de células reparadoras e maior vascularização. Entretanto, é necessário certo grau de corticalização para atingir estabilidade primária (Quadro 5.1).

A arquitetura óssea ou sua ausência devem ser levadas em consideração já no planejamento, e, se necessário, medidas de conformação óssea (cirurgias de aumento ou redução ósseas) devem ser tomadas preferencialmente antes desta etapa. Uma condição ótima da arquitetura óssea é a ideal, mas nem sempre é possível. Esta condição vai conduzir o processo de perfuração tanto quanto a qualidade do osso na área cirúrgica.

SEQUÊNCIA DE BROCAS-PADRÃO

ALTA ROTAÇÃO

BROCA LANÇA: utilizada na perfuração da cortical óssea. Auxilia no posicionamento espacial do implante, definindo distâncias mesiodistal e vestibulolingual/palatal.

BROCA HELICOIDAL: com diâmetros sequenciais, este tipo de broca é aplicada em ordem crescente até atingir o diâmetro ideal para a instalação do implante escolhido. Possui demarcações de comprimento, e uma atenção especial deve ser dada a estas marcações, devendo-se atingir o comprimento do implante planejado em cada uma delas, até a perfuração final.

BROCA PILOTO: responsável por alargar a embocadura da perfuração anterior, para dar acesso à broca helicoidal subsequente. Sua porção inicial não possui corte, o que permite que ela deslize para dentro da perfuração e só então passe a alargá-la.

ESCAREADOR OU *COUNTERSINK*: sua utilização é opcional. Após finalizadas as perfurações, esta broca realiza o biselamento da porção coronária da perfuração, para melhor acomodar o implante no sítio cirúrgico. Sua porção inicial também não é ativa, penetrando na perfuração prévia para então alargá-la.

BAIXA ROTAÇÃO

BROCA FORMADORA DE ROSCA: sua utilização é também opcional e vai depender muito da qualidade óssea. Se o tecido ósseo oferece muita resistência ao corte, utiliza-se esta broca a uma velocidade de 20 rpm, para facilitar a inserção do implante no local.

OSTEÓTOMOS E EXPANSORES

Instrumentos que visam o alargamento e a expansão "atraumáticos" do tecido ósseo, em áreas de osso mais medular e com alguma deficiência de altura ou espessura ósseas. Podem ser utilizados em conjunto com as fresas de perfuração ou sozinhos, dependendo da quantidade e qualidade ósseas, e destreza do operador.

INSTALAÇÃO DOS IMPLANTES

Após adequada preparação do sítio cirúrgico, o implante pode ser instalado, sem dificuldade, por meio de um contra-ângulo com rotação reduzida (20 rpm), ou manualmente, com chaves apropriadas e catraca.

INSTALAÇÃO MANUAL

Segue os mesmos princípios da instalação com o motor, mas é realizada manualmente, com o auxílio de chaves próprias e uma catraca/torquímetro, que faz a leitura do torque com o qual o implante está sendo inserido e travado.

CONTRA-ÂNGULO

O implante é acoplado ao contra-ângulo por meio de um montador, o operador seleciona a velocidade, que normalmente é de 20 rpm, e controla o torque de inserção do implante, que não deve ultrapassar 50 N/cm. Atenção especial deve ser dada à estabilidade do implante no local. Se esta não for alcançada, deve-se considerar a substituição por um implante de maior diâmetro.

ADAPTAÇÃO DO TAPA IMPLANTE OU COVER SCREW

Na técnica de duas etapas, é instalada uma peça usinada (tapa implante) para proteger as roscas internas do implante, durante o período de cicatrização/osseointegração; após o qual é necessário substituí-lo pelo cicatrizador, peça que irá conformar a mucosa peri-implantar ao redor do implante antes da confecção da prótese implantossuportada definitiva.

IRRIGAÇÃO DO SÍTIO CIRÚRGICO

Como já descrito, pode ser utilizada irrigação constante, concomitantemente à preparação do sítio e instalação dos implantes, para evitar necrose óssea e perda do implante. A solução salina de NaCl 0,9% estéril é a de eleição para todas as etapas da cirurgia de instalação de implantes, sendo possível dispensá-la manualmente por meio de uma seringa manipulada pelo auxiliar ou acoplá-la à mangueira do contra-ângulo cirúrgico. É também a solução de escolha para irrigação e remoção de *debris* do alvéolo cirúrgico e do retalho antes da finalização da etapa cirúrgica.

SUTURA

Tipo de sinérese ou síntese. Tem por objetivo o fechamento dos bordos da ferida para facilitar a cicatrização.

O termo "sutura" é utilizado para designar todo material usado para ligar vasos sanguíneos ou aproximar tecidos. Existem referências da utilização de fios e fibras de animais em suturas desde 2000 a.C., e alguns destes materiais ainda são utilizados na prática clínica. A técnica básica utilizada para a sutura ainda envolve os mesmos procedimentos básicos, como agulha cirúrgica para introduzir e puxar o fio de sutura, mas existem também colas especiais para o fechamento de feridas, com bom resultado quando corretamente indicadas.

O objetivo principal da técnica de sutura deve ser a aproximação/reposicionamento e manutenção dos retalhos, visando uma cicatrização por primeira intenção. Na qual há melhor adaptação dos tecidos, adequada hemostasia e menor trauma cirúrgico ao tecido ósseo, com consequente diminuição do desconforto para o paciente no pós-operatório, e maior rapidez no processo de cicatrização.[11]

MATERIAIS DE SUTURA

Fios de sutura (Quadro 5.2)

- Não Absorvíveis;
- Absorvíveis.

Suturas não absorvíveis

- **Naturais**
  - **Seda**: filamentos de seda torcidos ou trançados em cordão. O fio trançado, a lisura e elasticidade do material facilitam a manipulação e conferem segurança ao nó; entretanto, exercem efeito de atração de bactérias e fluidos para o local da ferida;
  - **Algodão**: formado por filamentos torcidos de poliéster e fibras longas de algodão na sua composição - 70% poliéster e 30% algodão (Polycot®). Sofre um processo de enceramento e tratamento especial da superfície. Mantém sua força tênsil inicial indefinida;
  - **Linho**: fibras longas de linho torcido, que tendem a ser absorvidas em um tempo variável. Sua resistência tênsil é inferior a de outros materiais não absorvíveis;

- **Aço inoxidável 316L** (Aciflex®): monofilamentar ou multifilamentar torcido. É altamente resistente à tração e utilizado para enxertos ósseos.

Sintéticos

- **Poliéster**: sofre encapsulamento gradual por tecido conjuntivo fibroso:
  - Fibras de poliéster trançadas, revestidas com polibutilato (Ethibond®);
  - Fibras de poliéster trançadas ou monofilamentares (Mersilene®);
  - Politetrafluoretileno (PTFE): monofilamento microporoso. É um polímero de cadeia de carbono com átomos de flúor ao seu redor. Seu fio é maleável e elástico, e não possui memória;
  - Polipropileno (Prolene®): monofilamentar. Não está sujeito à degradação ou ao enfraquecimento pela ação de enzimas teciduais;
- **Poliamida** (Nylon®): monofilamentar. Sua hidrólise progressiva pode resultar em perda gradual da força tênsil.

ATENÇÃO

Ambos os fios de sutura não absorvíveis são biologicamente inertes, ou seja, induzem pequena reação tecidual, e podem se soltar facilmente, devido à memória e à lisura da superfície do material.

Suturas absorvíveis

A utilização das suturas absorvíveis induz menos inflamação pós-operatória e suprime a necessidade de remoção da sutura.

- **Naturais**: as suturas absorvíveis naturais são fabricadas a partir de colágeno altamente purificado e degradadas por enzimas orgânicas; estão representadas por dois tipos de fios cirúrgicos:
  - **Gut liso**: possui taxa de absorção intraoral de 3 a 5 dias. Resistência média à tração; perdem 50% da força da sutura após 24h em boca;
  - **Gut crômico**: o fio é tratado com solução salina de cromo, aumentando a resistência às enzimas da cavidade oral para 7 a 10 dias. Mantém de 40 a 50% de sua força durante 5 dias;
- **Sintéticas**: as suturas absorvíveis sintéticas são dissolvidas por hidrólise:
  - **Ácido poliglicólico (PGA)**: é um copolímero lactídeo e glicolídeo hidrofóbico; apresenta uma menor velocidade de penetração de água nos filamentos, o que desacelera a sua taxa de absorção para 21 a 28 dias na cavidade oral. É também inerte, induzindo uma reação tecidual moderada. Apresenta alta resistência à tração, estando indicado em áreas sujeitas à força muscular;
  - **Poliglactina 910** (Vicryl®): é um copolímero de lactida e glicolida revestido com poliglactina 370 e estearato de cálcio, com ou sem a adição de Triclosan. É absorvido por hidrólise, que se completa entre 56 e 70 dias, intraoralmente. Apresenta-se na forma trançada ou monofilamentar;
  - **Poliglecaprone 25** (Monocryl® / Caprofyl®): é um copolímero monofilamentar de glicolida 75% e caprolactona 25%, com taxa de absorção de 90 dias na cavidade oral. Apresenta alta resistência à tração e é bastante rígido, com 3 mm de diâmetro;
  - **Polidioxanona** (PDS II®): é fabricado a partir do polímero polidioxanona e absorvido por hidrólise lenta, que se completa em até 180 dias na cavidade oral. Monofilamentar, mantém cerca de 25% da força tênsil em até 6 semanas.

QUADRO 5.2 — **Fios de sutura mais utilizados em implantodontia**

Tipo	Material	Característica	NÓ
Não absorvíveis	Seda	Multifilamento trançado	Corrediço
	Nylon	Monofilamento	Cirurgião
	Polipropileno	Monofilamento	Cirurgião
Absorvíveis	Poliglactina	Mono/Multifilamento torcido	Cirurgião
	Polidoxona	Monofilamento	Cirurgião/laçado
	Catgut	Multifilamento torcido	Corrediço

DIÂMETRO DO FIO DE SUTURA

Os fios de sutura variam de numeração conforme seu diâmetro, sendo encontrados fios até 11-0, do maior para o menor diâmetro, respectivamente. O diâmetro a ser escolhido deve levar em consideração o tipo de material, sua resistência e sua aplicação (tipo de cirurgia e área).

Em odontologia, os mais utilizados são os de diâmetro 4-0 a 6-0.

AGULHAS DE SUTURA

As agulhas mais utilizadas na Odontologia são as de corte invertido, para evitar a laceração do tecido do retalho, com meia volta de círculo. Nas cirurgias plásticas periodontais para manipulação dos tecidos, as de corte cilíndrico com a ponta em corte invertido são utilizadas para tecidos mais delgados e delicados.

DEMAIS INSTRUMENTAIS

Porta-agulha

Deve ter tamanho compatível ao da agulha e fio de sutura selecionado. É fabricado com aço de boa qualidade e ponta reforçada com carboneto de tungstênio, para melhorar a pega da agulha.

As agulhas devem ser seguras em uma área que seja aproximadamente a metade do seu comprimento (da distância entre o encaixe do fio e a ponta ativa), e de 2 a 3 mm da ponta do porta-agulha.

Cuidados ao manusear a agulha com o porta-agulha devem ser tomados no sentido de não danificá-la e não lacerar os tecidos. A agulha deve ser sempre segura na posição de trabalho, e a força deve ser aplicada no sentido da própria curvatura; forçar uma agulha fora de posição ou já desgastada (ponta romba), pode entortá-la ou quebrá-la e lacerar os tecidos.

Tesouras

De tecido: remover excessos de tecido mole e fibras ou mesmo diminuir a espessura do tecido do enxerto ou retalho;

De sutura: utilizadas para a remoção do fio de sutura, quando necessário. Algumas possuem entalhe próprio para encaixe do fio na ponta.

TÉCNICAS DE SUTURA

Algumas premissas devem ser seguidas na confecção das técnicas de sutura em implantodontia. Se possível, começar pelo ponto mais distal, inserindo a agulha em sentido perpendicular, primeiramente no retalho de maior mobilidade. O fio de sutura não deve estar a menos de 2 a 3 mm da extremidade do retalho, para não se soltar. É preciso considerar que há edema nas primeiras 24 a 48h, e, por isso, os retalhos não devem ficar isquêmicos no momento da sutura.[9-11]

SUTURAS INTERROMPIDAS

SUTURA INTERROMPIDA SIMPLES: coaptação passiva dos retalhos, sem interposição de fio de sutura entre os retalhos (Fig. 5.11).

Passar a agulha:
1. Da superfície externa para a interna do retalho vestibular;
2. Sob o ponto de contato, quando existente;
3. Da superfície interna para externa do retalho lingual/palatal;
4. Sob o ponto de contato, quando existente;
5. Fazer um nó na superfície vestibular, distante da linha de incisão, e cortar as pontas do fio (de 2-3 mm do nó).

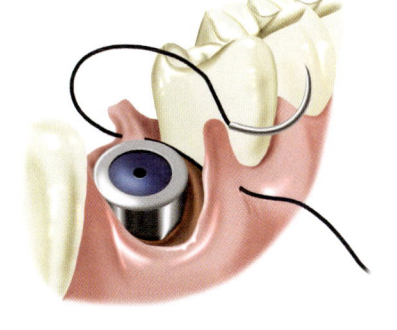

Figura 5.11 – Técnica da sutura simples.

SUTURA INTERROMPIDA EM FORMA DE "8": utilizada em áreas restritas, de difícil acesso (lingual/palatal do segundo molar). Fio interposto aos retalhos (Fig. 5.12).

Passar a agulha:

1. Da superfície externa para a interna do retalho vestibular;
2. Sob o ponto de contato;
3. Da superfície externa para a interna do retalho lingual/palatal;
4. Sob o ponto de contato;
5. Fazer um nó na superfície vestibular, distante da linha de incisão, e cortar as pontas do fio (de 2-3 mm do nó). Mesmo com o fio de sutura interposto, há coaptação e fechamento primário dos retalhos.

SUTURA DE COLCHOEIRO: utilizada em áreas onde é necessário reposicionar o retalho (associada a um retalho parcial). Promove uma boa resistência à tração muscular e boa estabilidade.

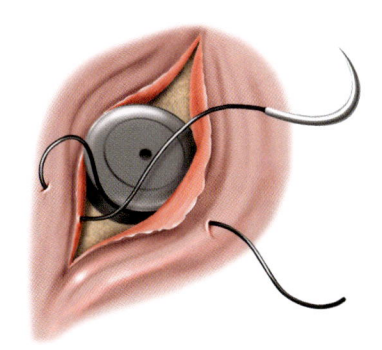

Figura 5.12 – Técnica da sutura em "8".

COLCHOEIRO HORIZONTAL (Fig. 5.13)

Passar a agulha:

1. Da superfície externa para a interna do retalho vestibular, iniciando pela porção distal;
2. Da superfície interna para a externa do retalho lingual/palatal na porção distal;
3. Da superfície externa para a interna do retalho lingual/palatal na porção mesial;
4. Da superfície interna para a externa do retalho vestibular na porção mesial;
5. Fazer um nó na superfície vestibular, distante da linha de incisão, e cortar as pontas do fio (de 2-3 mm do nó).

COLCHOEIRO VERTICAL: pode sofrer variações na técnica para reposicionamento coronal ou apical do retalho (Fig. 5.14).

Passar a agulha:

1. Da superfície externa para a interna do retalho vestibular, iniciando pela porção mais próxima da junção mucogengival;
2. Da superfície interna para a externa do retalho lingual/palatal na porção mais próxima da junção mucogengival;
3. Da superfície externa para a interna do retalho lingual/palatal na porção mais marginal do retalho;
4. Da superfície interna para a externa do retalho vestibular na porção marginal do retalho;
5. Fazer um nó na superfície vestibular, distante da linha de incisão, e cortar as pontas do fio (de 2-3 mm do nó).

SUTURA SUSPENSÓRIA: utilizada quando se deseja reposicionar o retalho coronalmente. É individualizada para o retalho vestibular ou lingual/palatal (Fig. 5.15).

Passar a agulha:

1. Da superfície externa para a interna do retalho vestibular, iniciando pela porção distal;
2. Contornar o implante (cicatrizador/prótese provisória);
3. Da superfície externa para a interna do retalho vestibular na porção mesial;
4. Contornar o implante novamente;
5. Fazer um nó na superfície vestibular, distante da linha de incisão, e cortar as pontas do fio (de 2-3 mm do nó). Notar que o retalho lingual/palatal não é atravessado pelo fio de sutura.

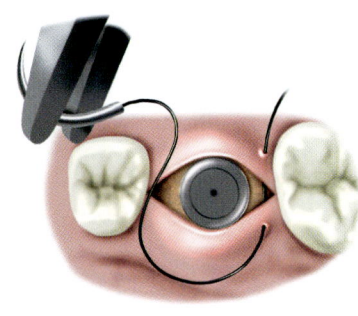

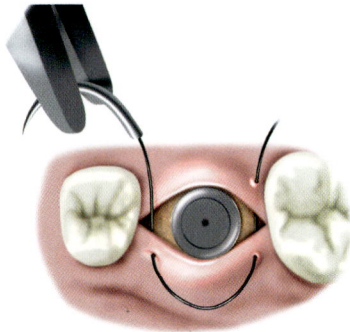

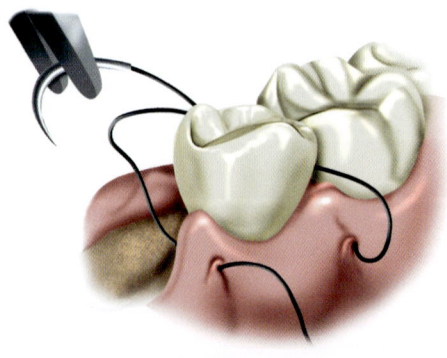

Figura 5.13 – Sutura de colchoeiro horizontal.

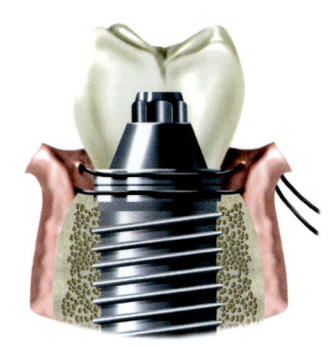

Figura 5.14 – Sutura de colchoeiro vertical.

Figura 5.15 – Sutura suspensória.

Noções de Implantodontia Cirúrgica

SUTURA CRUZADA OU EM FORMA DE "X": utilizada em casos em que não é preciso aproximar os retalhos. Sutura de estabilização do coágulo, cicatriza por segunda intenção (Fig. 5.16).

Passar a agulha:

1. Da superfície externa para a interna do retalho vestibular, no ângulo da linha mesiovestibular;
2. Da superfície interna para a externa do retalho vestibular, no ângulo da linha distovestibular;
3. Da superfície externa para a interna do retalho lingual/palatal, no ângulo da linha mesiolingual;
4. Da superfície interna para a externa do retalho lingual/palatal, no ângulo da linha distolingual;
5. Fazer um nó na superfície vestibular, distante da linha de incisão, e cortar as pontas do fio (de 2-3 mm do nó).

SUTURAS CONTÍNUAS

Utilizadas em áreas de grande extensão, acima de 3 implantes. Permitem posicionamento e tensão independentes dos retalhos vestibulares e linguais; entretanto, se a sutura se rompe, o retalho pode ficar solto.

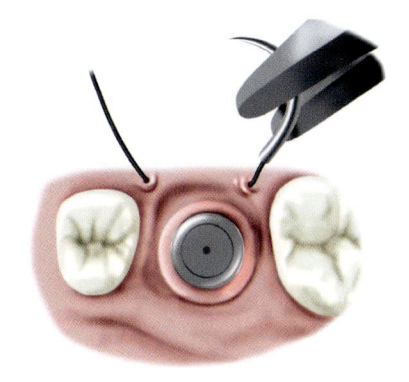

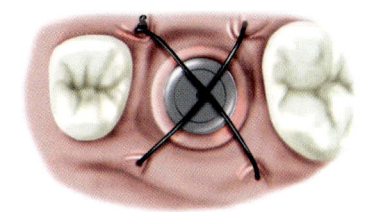

Figura 5.16 – Sutura em "X".

TÉCNICA DE SUTURA CONTÍNUA (Fig. 5.17)

Passar Agulha:

1. Da superfície externa para a interna do retalho vestibular;
2. Da superfície interna para a externa do retalho lingual/palatal;
3. É feito o nó como se fosse a interrompida simples, mas não é cortado o fio;
4. Em um espaço de 5 mm é feita nova entrada da agulha pela superfície externa do retalho lingual em direção à superfície interna do retalho vestibular, e assim em sequência, mantendo um espaço de 5mm entre as perfurações.

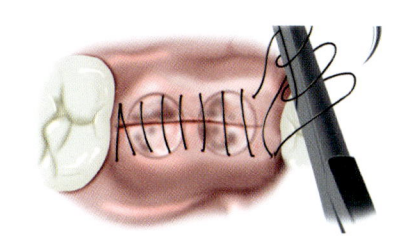

Figura 5.17 – Sutura contínua.

TÉCNICA DE SUTURA DE FECHAMENTO CONTÍNUO/FESTONADO: indicada para áreas edêntulas extensas, tuberosidades ou área retromolar (Fig. 5.18).

Passar a agulha:

1. De modo a completar sutura interrompida simples;
2. Da superfície externa do retalho vestibular para a interna do retalho lingual/palatal;
3. Pela laçada remanescente da sutura, puxando-a para fechar;
4. E assim por diante, até que o nó final seja amarrado à última laçada do fio.

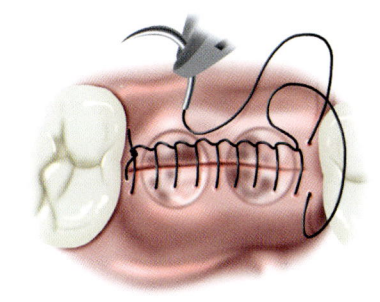

Figura 5.18 – Sutura contínua festonada.

TÉCNICA DE SUTURA DE COLCHOEIRO HORIZONTAL CONTÍNUA: proporciona melhor resistência às tensões musculares (Fig. 5.19).

Passar a agulha:

1. Da superfície externa do retalho vestibular para a superfície interna do retalho lingual/palatal, como uma sutura interrompida simples;

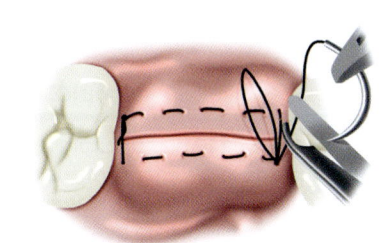

Figura 5.19 – Sutura de colchoeiro horizontal.

2. Sem cortar o fio mais longo, inserir a uma distância de 5 mm lateralmente, novamente da superfície externa do retalho vestibular para o retalho lingual/palatal;
3. A uma distância de 5 mm, agora pela superfície externa do retalho lingual, em direção ao retalho vestibular;
4. A uma distância de 5 mm, da superfície externa do retalho vestibular em direção à superfície interna do retalho lingual/palatal;
5. E assim continuamente, até chegar ao final da área a ser suturada, quando é feito o nó, com a última laçada do fio de sutura.

TIPOS DE NÓS DE SUTURA

NÓ CEGO (UMA VOLTA PARA CADA LADO): o primeiro nó chuleado é obtido dando uma volta sobre o porta-agulha, puxando-o para ajustar ao retalho. Outro nó é dado por baixo do porta-agulha e puxando firmemente as duas pontas.

NÓ CORREDIÇO (2 VOLTAS PARA UM LADO, 1 PARA O OUTRO): variação do nó cego, só que os dois primeiros nós (um de cada vez) vão por cima do porta-agulha, permitindo que ele seja apertado depois de amarrado. Se, após apertado, se desejar que ele seja amarrado, um terceiro nó é dado por baixo do porta-agulha.

NÓ DE CIRURGIÃO: um nó com laçada dupla sobre o porta-agulha e um simples por baixo. É mais comum em cirurgias de implante e na técnica de sutura de colchoeiro. Em suturas absorvíveis, pode ser feito mais um nó simples para firmá-lo.

PRESCRIÇÃO E CUIDADOS PÓS-OPERATÓRIOS

CUIDADOS PÓS-OPERATÓRIOS

Após as cirurgias devem ser prescritos ao paciente, de forma apropriada, analgésicos, anti-inflamatórios e antibióticos, quando necessários, assim como bochechos de clorexidina para auxiliar na descontaminação da ferida.

A aplicação de bolsas de gelo nos 2 primeiros dias pode auxiliar na prevenção do aparecimento de edemas e hematomas.

LEMBRETE

Após 7 a 10 dias da cirurgia, o paciente deve retornar para que as suturas sejam removidas e, se necessário, para que ajustes adicionais da prótese sejam feitos.

Cuidados na mastigação, com uma dieta mais pastosa e fria nos 3 primeiros dias, são importantes para a manutenção do coágulo e prevenção de hemorragias e deiscências de sutura.

Também deve-se dar atenção à higienização do local da ferida, que deve ser cuidadosa, mas bastante efetiva. Pode-se lançar mão de escovas próprias pós-cirúrgicas, compressas com gaze ou cotonetes embebidos em clorexidina.

O paciente deve ser visto uma semana ou 10 dias após a cirurgia, para a remoção das suturas e, quando necessários, ajustes adicionais da prótese.

MEDICAÇÃO PÓS-OPERATÓRIA

Após a cirurgia, a medicação prescrita visa diminuir a dor, o edema e a possibilidade de infecção. Pode variar de acordo com a preferência do profissional e particularidades do paciente (alergias, intolerâncias e preferências):

- Amoxicilina 500 mg, de 8 em 8 horas ou 875 mg, de 12 em 12 horas, durante os 7 dias após a cirurgia;
- Pacientes alérgicos: clindamicina 300 mg, de 8 em 8 horas por 7 dias;
- Anti-inflamatórios: nimesulida 100 mg, de 12 em 12 horas, ou ibuprofeno 600 mg, de 12 em 12 horas, por 3 a 5 dias;
- Analgésico: paracetamol 750 mg, de 6 em 6 horas, se houver dor;
- Bochechos de digluconato de clorexidina (0,12%) por um minuto de 2 a 3 vezes ao dia, a partir do segundo dia e estendendo-se por até 7 dias de pós-operatório.

ADMINISTRAÇÃO DE ANALGÉSICOS

Na maioria dos pacientes, os analgésicos orais são normalmente suficientes para combater a dor. O controle da dor é mais eficiente se o analgésico for administrado antes da cirurgia e se depois da cirurgia os níveis forem mantidos para prevenir o aparecimento de uma dor mais intensa.

ADMINISTRAÇÃO DE ANTI-INFLAMATÓRIOS NÃO ESTEROIDES

São prescritos para o bom controle do edema e de outros sinais de inflamação (dor, calor, rubor e perda da função).

ADMINISTRAÇÃO DE ANTIBIÓTICOS

A administração indiscriminada de antibióticos era uma prática comum, que apesar dos esforços contrários, ainda existe. Protocolarmente, na cirurgia para colocação de implantes dentários sugere-se a utilização de antibióticos para o controle da infecção.

CONSIDERAÇÕES FINAIS

O tratamento com implantes dentários obedece a alguns princípios e etapas, que devem ser cumpridos por parte do cirurgião-dentista, para que os resultados sejam os melhores possíveis.

Em primeiro lugar, o cirurgião dentista deve dominar o pré-operatório, que não deve ser ignorado, pois tem fundamental importância no resultado final. Este é tão importante quanto o trans e o pós-operatório. No pré-operatório, o cirurgião-dentista deve realizar a anamnese e história clínica, e esclarecer ao paciente que vai ser operado sobre todos os passos da cirurgia, assim como sobre os seus possíveis riscos. Uma vez assinado o documento de consentimento livre e esclarecido, são dadas as recomendações que o paciente deve seguir antes da cirurgia. Previamente à cirurgia, é recomendável a administração de medicação pré-operatória aos pacientes. Esta prescrição preventiva tem como objetivo diminuir o risco de infecção, acalmar o paciente antes do ato cirúrgico e diminuir a dor pós-operatória.

Todo o momento cirúrgico é de extrema importância. Ele não consta somente no ato cirúrgico em si, mas engloba todas as medidas de biossegurança que devem ser tomadas para evitar possíveis infecções cruzadas.

No que diz respeito ao pós-operatório, algumas medidas devem ser tomadas para prevenir complicações como edemas ou hematomas.

6

Protocolo cirúrgico na instalação de implante: conexão hexagonal e cônica

RICARDO DE SOUZA MAGINI
GABRIELLA MERCEDES PEÑARRIETA JUANITO
LETÍCIA M. BINS ELY

INTRODUÇÃO

Na procura da tríade saúde, função, estética com reabilitação implantossuportadas, a escolha do sistema de implante ideal e sua relação com o tipo de conexão é determinante para alcançar o sucesso a longo prazo. Para tanto, deve-se observar os seguintes fatores: a quantidade e a qualidade óssea disponível no leito receptor; a distância entre implantes, implante-dente e entre o ponto de contato e a crista alveolar; o momento da instalação do implante e sua profundidade de inserção; o tipo de prótese e as características micro e macroestruturais do implante.

Torna-se fundamental incrementar o conhecimento, tanto da escolha do tipo de implante quanto da técnica cirúrgico-protética, pois cada sistema e forma de implante apresenta um determinado protocolo cirúrgico, com preparação do sítio, inserção e profundidade específicas.

Este capítulo vem justamente apresentar uma abordagem clínica em implantes de conexão hexagonal e cônica, identificando as fases e técnicas cirúrgicas do tratamento.

OBJETIVOS DE APRENDIZAGEM

- Identificar as fases do tratamento cirúrgico com implante
- Compreender as técnicas cirúrgicas para os diferentes sistemas de implante
- Estabelecer uma sequência padrão de brocas para perfuração óssea e consequente instalação do implante

LEMBRETE

Cuidados durante os procedimentos pré, trans e pós-operatórios estão diretamente relacionados com o resultado final do tratamento.

SELEÇÃO DO IMPLANTE

QUANTIDADE E QUALIDADE ÓSSEA

A quantidade e a qualidade óssea são fatores importantes a serem considerados na seleção do implante e no consequente protocolo cirúrgico. Em 1985, Lekholmm e Zarb estudaram a quantidade e a qualidade óssea dos maxilares a fim de classificá-las, pois estas determinam o planejamento, o sucesso e a longevidade das reabilitações orais implantossuportadas. Classifica-se a reabsorção do rebordo alveolar em (Fig. 6.1):

A – Mínima reabsorção do rebordo alveolar ósseo;
B – Moderada reabsorção do rebordo alveolar ósseo;
C – Avançada reabsorção do rebordo alveolar ósseo;
D – Reabsorção inicial do rebordo basal ósseo;
E – Reabsorção acentuada do rebordo basal ósseo.

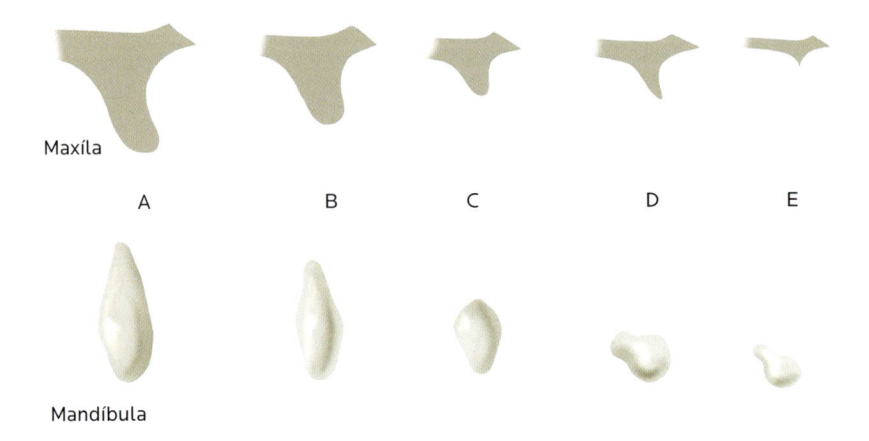

Figura 6.1 – Classificação da quantidade óssea descrita por Lekholmm e Zarb.[1]

A quantidade de osso disponível é o principal critério para o suporte adequado do implante. No primeiro ano, após a exodontia, ocorre uma perda óssea de 25% em largura e uma diminuição de 40% nos 3 anos seguintes. O processo de reabsorção ocorre primeiramente em largura e depois em altura. Pode-se instalar um implante estreito ou transformar o rebordo existente, por meio de osteoplastia ou enxerto ósseo. No entanto, os pacientes que apresentam perda do osso basal e atrofia severa são candidatos a enxertos autógenos da crista ilíaca, implantes zigomáticos ou próteses removíveis (implanto/mucossuportadas).

A qualidade óssea (densidade) depende, frequentemente, da sua posição no arco. Segundo Lekholm e Zarb,[1] há 4 tipos de densidade óssea (Fig. 6.2):

- D1 – Principalmente osso cortical denso, região anterior da mandíbula;
- D2 – Osso cortical poroso e trabecular grosso, região anterior e posterior da mandíbula e anterior da maxila;
- D3 – Cortical porosa e fina e osso trabecular fino, região anterior e posterior da maxila e posterior da mandíbula;
- D4 – Ausência de crista óssea cortical e osso trabecular fino, região posterior da mandíbula.

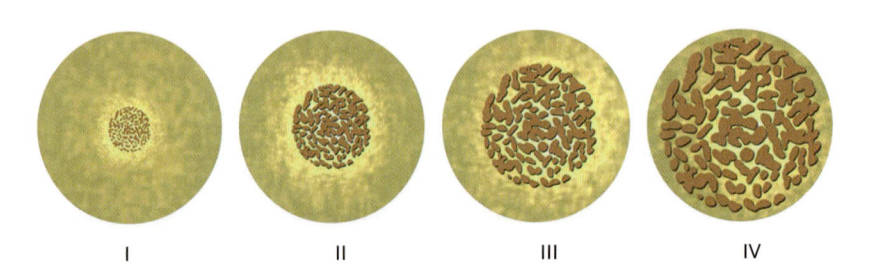

Figura 6.2 – Classificação da qualidade óssea descrita por Lekholm e Zarb.[1]

A **densidade óssea** nos maxilares diminui após a perda do elemento dental e está relacionada diretamente ao tempo que a região permaneceu sem receber as cargas apropriadas à mastigação. Em geral, a alteração da densidade, após a perda do dente, é maior na região posterior da maxila e menor na região anterior da mandíbula.

Se a situação presente não favorecer o resultado final previsto, as condições orais do paciente devem ser adequadas. Como por exemplo, com enxerto, quando a quantidade óssea for insuficiente ou a expectativa do paciente deve ser reduzida com o objetivo de alcançar sucesso cirúrgico-protético a longo prazo.

> **LEMBRETE**
>
> Para aumentar a taxa de sucesso de implantes é fundamental a indicação correta do sistema de implante.

DIÂMETRO E COMPRIMENTO

Depois de avaliar a quantidade e a qualidade óssea, pode-se realizar um planejamento quanto ao tamanho do implante – diâmetro e comprimento. Ambos os dados de mensuração são fornecidos pela tomografia axial computadorizada, sendo importante manter uma margem de segurança mínima de 2 mm de distância das estruturas anatômicas importantes, como por exemplo, do canal mandibular.

O diâmetro do implante não é fator determinante para a seleção da conexão pilar-implante cônica ou hexagonal; é importante analisar o tecido ósseo disponível ou a técnica planejada. Em áreas com quantidade óssea insuficiente para instalação de implante, é necessário realizar procedimentos de enxertia e técnicas cirúrgicas para ganho ósseo horizontal.

Para selecionar o comprimento do implante, as conexões hexagonal e cônica diferem no planejamento e na técnica de instalação. Em **conexão hexagonal**, preconiza-se a instalação do implante ao nível da crista óssea, sendo que seu comprimento corresponde a esta medida. No caso de **conexão cônica**, a maioria das marcas comerciais sugere a instalação subcristal do implante de 1,5 a 3 mm infraósseo.

Percebe-se a importância do planejamento no momento da escolha do comprimento do implante: deve-se considerar o tipo de conexão protética, e a marca comercial escolhida, para evitar invasão do implante em estruturas anatômicas ou problemas no momento da elaboração da prótese.

> **SAIBA MAIS**
>
> Atualmente, técnicas de reconstrução de tecidos ósseos e moles são realizadas com a utilização de materiais que sirvam de arcabouço, além da manipulação de proteínas morfogênicas e células indiferenciadas.

DISTÂNCIAS ENTRE DENTE E IMPLANTE E INTERIMPLANTAR

A seleção do implante depende do espaço mesiodistal disponível para repor o elemento dental perdido.

A distância mínima necessária para a instalação de implante contíguo a um dente é de 1,5 mm para as conexões hexagonais. Em situações que apresentam espaço mesiodistal reduzido, pode-se utilizar implantes estreitos, disponíveis no mercado ou realizar o tratamento ortodôntico prévio à sua instalação (Fig. 6.3). É também importante considerar a ocorrência fisiológica de perda óssea vertical (POV), de 1,5 a 2 mm, e horizontal (POH), de 1,3 a 1,4 mm, nas conexões hexagonais.

> **ATENÇÃO**
>
> Caso não se respeite as distâncias mínimas entre dente e implante e interimplantar, poderá ocorrer a reabsorção integral da crista óssea interproximal e a perda papilar.

Figura 6.3 – Distância mínima necessária entre dente e implante nas conexões hexagonais.

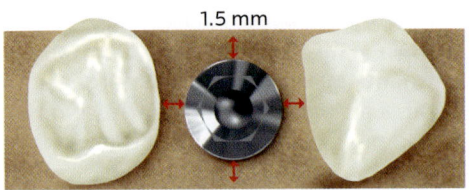

Estudos evidenciam que a distância interimplantar está relacionada com o comportamento e com a manutenção óssea, influenciando diretamente o resultado estético das próteses implantossuportadas. A manutenção da crista óssea interimplantar aumenta a probabilidade de preservar a papila, ao contrário do que ocorre em implantes muito próximos, cuja perda óssea lateral pode gerar uma diminuição de crista óssea interimplantar e consequente ausência de papila. Além disso, implantes contíguos dificultam a higienização das próteses, prejudicando o prognóstico da reabilitação.

LEMBRETE

Na tentativa de manter a papila, para obter um melhor resultado estético, não esqueça de considerar a distância entre implantes contíguos e a distância do ponto de contato da prótese até a crista óssea.

O sistema de implantes com conexão hexagonal apresenta uma reabsorção óssea fisiológica chamada de **saucerização,** a qual exige uma distância entre implantes não menor que 3 mm. Na conexão cônica, essa distância pode ser de até 2 mm.

PREPARO DO SÍTIO DO IMPLANTE

Dependendo da situação apresentada e do planejamento específico realizado, as cirurgias para instalação dos implantes podem ou não precisar de **incisão**. Quando a incisão é indicada, deve-se possibilitar, ao operador, a visualização da área que irá receber o implante (Fig. 6.4). Porém, existem situações, como na instalação de implantes imediatos, em que não se indica a incisão. A realização correta desse procedimento cirúrgico otimiza o resultado final.

Após a incisão, o descolamento do retalho é realizado de acordo com o planejamento. Em situações de próteses múltiplas, às vezes é necessária a regularização do rebordo ósseo, com brocas específicas e em determinada velocidade, sendo também necessária a refrigeração da área com irrigação constante (ver Cap. 5).

A incisão e o descolamento do retalho, quando necessários, independem do tipo de implante ou da conexão protética escolhidos. Após o preparo prévio à instalação do implante, é necessário provar o guia cirúrgico e observar sua estabilidade antes de realizar a demarcação e a preparação do sítio.

Figura 6.4 – Imagem representativa de incisão.

DEMARCAÇÃO E PREPARAÇÃO DO SÍTIO

A **osteotomia**, para futura instalação do implante, consiste na principal etapa do protocolo cirúrgico e corrobora o sucesso da técnica. A redução dos danos gerados nesta etapa favorece a capacidade reparadora óssea, influenciando positivamente o processo de osseointegração. O principal problema cirúrgico gerado pelo trauma é o superaquecimento ósseo. Dessa forma, o processo de perfuração necessita de irrigação refrigerada abundante, com solução salina fisiológica estéril, para reduzir o aquecimento.

O movimento de introdução da broca deve ser em "vai e vem", sob uma pressão intermitente que não deve ser tão intensa a ponto de paralisar a broca, nem tão leve a ponto de a broca apenas criar calor e não preparar o osso. O aumento gradual do diâmetro da broca e a utilização de brocas novas, reduzem o calor gerado, assim como a velocidade rotacional. No entanto, a velocidade ideal ainda é controversa, dependendo da densidade óssea.

Para a realização da osteotomia, é necessária a utilização de motores específicos, que apresentem variada disponibilidade de velocidade e de torque de inserção. Para tanto, um componente de alta rotação, com velocidade de aproximadamente 800 rpm, é responsável pela execução das perfurações; e um componente de baixa rotação é necessário para instalação do implante propriamente dito, a uma velocidade média de 20 rpm com torque de até 50 N.cm.

Há disponíveis no mercado diversos tipos de motores fabricados por empresas especializadas em procedimentos odontológicos ou na fabricação de implantes. O **contra-ângulo** pode ser exclusivo para alta ou baixa rotação ou capaz de executar as perfurações em alta rotação e a instalação do implante em baixa rotação.

Instrumentos cirúrgicos também podem ser utilizados para realizar as perfurações quando inexiste quantidade óssea suficiente no sítio receptor. Comumente, utilizam-se os **expansores ósseos** para alargar um osso bastante fino, presente principalmente na região anterior da maxila, que poderia ser fenestrado com as brocas habituais. Por outro lado, os **osteótomos** alargam e condensam o tecido ósseo, geralmente utilizados para cirurgia de levantamento de seio SA-2, nas regiões de pré-molares e molares superiores.

SAIBA MAIS

As brocas fabricadas atualmente são confeccionadas em aço para evitar sua oxidação. Elas podem ser reutilizadas, mas a maioria das empresas recomenda fazer a troca após 10 procedimentos, pois as brocas perdem o poder de corte e podem causar superaquecimento ósseo.

SEQUÊNCIA PADRÃO DE BROCAS HE, HI E CC (CM)

IMPLANTE 3,75 mm

1) **Broca lança**: utilizada para a perfuração da cortical óssea até atingir o osso medular. Definem-se as angulações mesiodistal e bucolingual/palatal, sejam elas concernentes com implantes/elementos dentais adjacentes ou com o volume ósseo (Fig. 6.5);
2) **Broca helicoidal de 2 mm**: alarga a perfuração em 2 mm e aprofunda até o comprimento planejado (Fig. 6.6);
3) **Broca piloto 2/3 mm**: realiza a transição entre as perfurações de 2 mm e de 3 mm de diâmetro, facilitando a entrada da broca seguinte;
4) **Broca helicoidal de 3 mm**: alarga a perfuração em 3 mm e atingirá a profundidade delimitada pela broca helicoidal de 2 mm (Fig. 6.7).

É importante que a broca seja posicionada na inclinação (MD e VL/P) e na profundidade ideal. Para isso, podem-se utilizar paralelizadores e sondas medidoras de profundidade; nessa fase, qualquer posição que não seja a ideal pode ainda ser corrigida (Fig. 6.8).

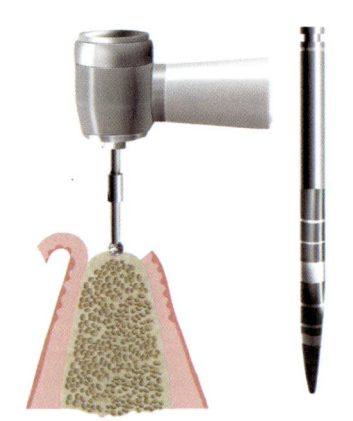

Figura 6.5 – Perfuração da cortical óssea com a broca lança.

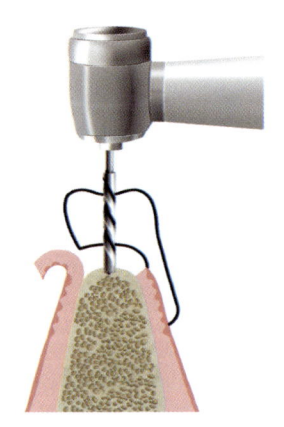

Figura 6.6 – Pode-se utilizar uma broca esférica para romper a cortical óssea.

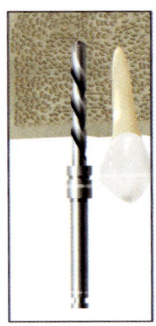

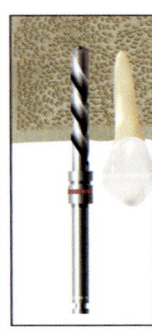

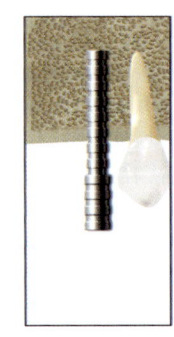

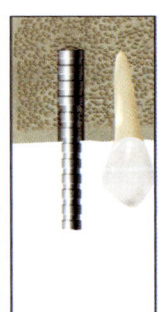

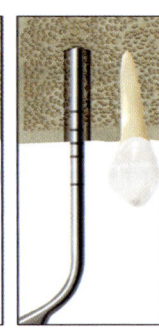

Figura 6.7 – (A) Perfuração com Broca helicoidal de 2 mm. (B) Perfuração com broca helicoidal de 3 mm.

Figura 6.8 – Pino de paralelismo e sonda romba.

Brocas opcionais:

- **Countersink:** bisela a porção coronária do osso e permite a posição intraóssea do implante. Raramente utilizada quando a espessura óssea é limítrofe, devido ao risco de fenestrações (Fig. 6.9);
- **Broca formadora de rosca:** quando o tecido ósseo apresenta muita resistência, pode-se utilizá-la para facilitar a inserção do implante por meio da formação de roscas idênticas às do implante. Deve ser empregada em baixa rotação, com velocidade média de 20 rpm e torque de até 50 N.cm (Fig. 6.10).

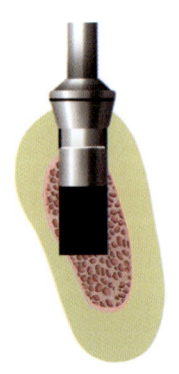

Figura 6.9 – Broca countersink.

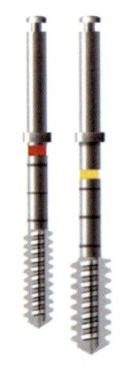

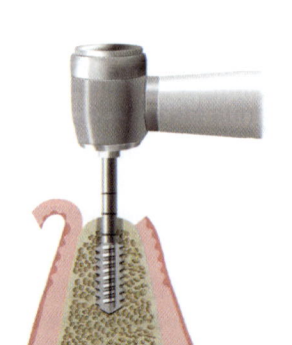

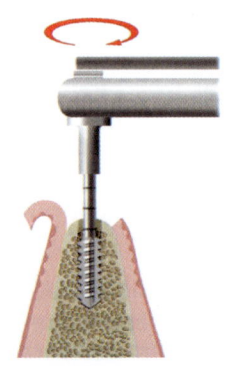

Figura 6.10 – Brocas formadores de rosca e utilização com catraca ou contra-ângulo.

IMPLANTE 5 mm

A sequência de brocas é semelhante à do implante *standard* (ou plataforma regular). No entanto, após realizar a perfuração com a helicoidal de 3 mm, se utilizará uma broca piloto de 3 para 4 mm e, posteriormente, broca helicoidal de 4 mm. Se for necessário utilizar as brocas opcionais (*countersink* e formadora de rosca), seu diâmetro deverá equivaler ao da última broca utilizada.

IMPLANTE 3,3 mm

Apenas as brocas iniciais (lança e helicoidal de 2 mm) são necessárias para realizar a perfuração. Porém, algumas empresas indicam a utilização da broca helicoidal de 2,8 mm. As brocas opcionais podem ser utilizadas, mantendo o diâmetro da última empregada.

LEMBRETE

A numeração das brocas helicoidais de alta rotação pode ser diferente para cada empresa.

As dimensões da maioria dos implantes atuais são baseadas nas preconizadas pelo sistema Branemark: (1) implante de plataforma estreita – 3,5 mm e largura intraóssea de 3,3 mm; (2) implante de plataforma regular – 4,1 mm e largura intraóssea de 3,75 mm e (3) implante de plataforma larga – 5,1 mm e largura intraóssea de 5 mm. Porém, o mercado disponibiliza implantes mais estreitos e mais largos que os supracitados, que objetivam uma maior semelhança com as dimensões dos dentes naturais. O comprimento dos implantes também varia conforme a empresa, apresentando dimensões entre 5 e 18 mm.

A escolha do desenho do implante está diretamente associada ao momento de sua instalação, ou seja, se inserido em alvéolo fresco, após exodontia do elemento dental (implante imediato) ou em alvéolo cicatrizado (implante tardio). Usualmente, implantes cônicos são instalados em alvéolo fresco.

INSTALAÇÃO DO IMPLANTE

Para a instalação (inserção) do implante no leito receptor é necessário o uso do montador, que pode ser acoplado na chave de torque ou catraca ou no contra-ângulo cirúrgico, a uma velocidade aproximada de 20 rpm e com torque de até 50 N.cm (Fig. 6.11).

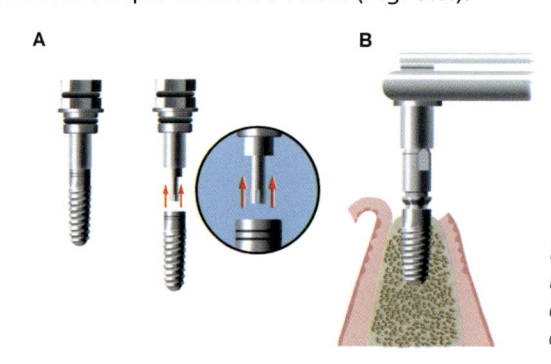

Figura 6.11 – (A) Inserção do implante no dispositivo montador. (B) Inserção do implante com contra-ângulo cirúrgico.

Dependendo do motor, em algumas situações, esse procedimento de instalação pode ser misto, utilizando inicialmente para inserção o contra-ângulo e finalizando a instalação do implante com dispositivo manual catraca (Fig. 6.12).

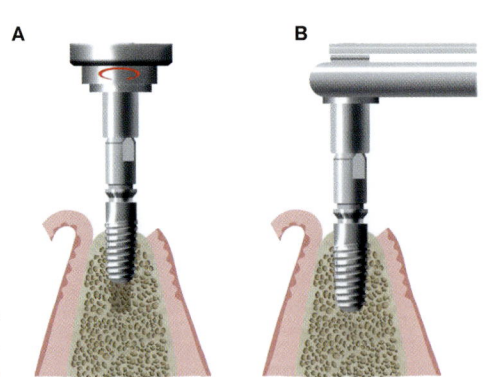

Figura 6.12 – (A) Colocação do implante com dispositivo digital. (B) Sendo finalizada com catraca.

O processo de instalação obtido com o torque necessário, em que o implante encontra-se estável no osso sem movimentações visíveis, é chamado de estabilidade primária, objetivo das técnicas de instalação mais atuais. No entanto, existem dispositivos próprios para cada sistema de conexão, com diferentes chaves elaboradas em diversas ligas metálicas, que apresentam diferentes graus de resistência.

LEMBRETE

Informe-se sobre as características de resistência da liga metálica utilizada na confecção da conexão e do montador do implante.

Para conexões hexagonais, o montador possui um hexágono externo menor, para encaixar no hexágono interno de implantes de conexão hexagonal interna. Nos implantes de conexão hexagonal externa acontece a situação contrária, em que o montador possui um hexágono interno maior que o hexágono do implante.

A conexão externa apresenta risco de deformação do hexágono, sendo aconselhável atenção no torque empregado no momento da instalação do implante. Entretanto, algumas marcas comerciais oferecem, para as conexões cônicas, index internos e montadores fabricados com ligas metálicas com maior resistência a fraturas, que permitem a aplicação de maior torque.

ATENÇÃO

Torques excessivos podem levar a complicações biológicas e mecânicas, tais como fraturas do remanescente ósseo, fraturas do montador ou deformações na superfície de encaixe do implante.

Após a instalação do implante, é necessário proteger as conexões por meio da tampa (*cover*), *cover screw* do cicatrizador (Fig. 6.13). Estes variam de formato dependendo da conexão do implante e devem ser inseridos com torque máximo de 10 N.cm. O planejamento irá definir qual dos dispositivos deve ser instalado sobre o implante. Entretanto, existem situações em que o componente protético é instalado imediatamente após a instalação do implante, com o torque indicado pelo fabricante. A literatura relata que a ausência do procedimento de reabertura melhora a qualidade do tecido conjuntivo peri-implantar, aprimorando o direcionamento das fibras e a proteção ante ao meio bucal (Fig. 6.14).

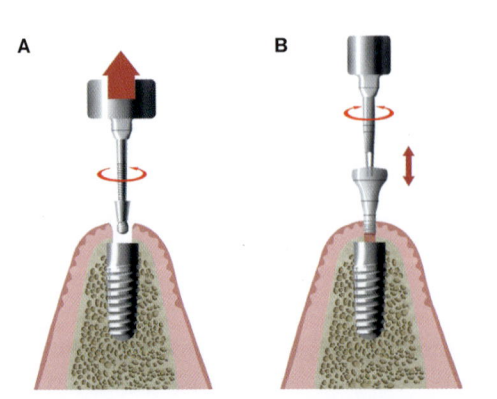

Figura 6.13 – (A) instalação da tampa do implante (submerso). (B) Instalação do cicatrizador.

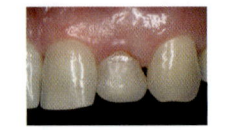

Figura 6.14 – Colocação do pilar protético.

CASOS CLÍNICOS

CONEXÃO CÔNICA

Nas Figuras 6.15 a 6.23, é apresentado um caso clínico de implante com conexão cônica.

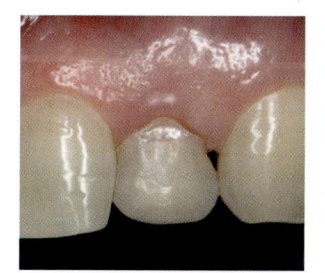

Figura 6.15 – Fratura do elemento dental 22.

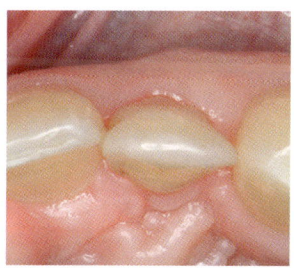

Figura 6.16 – Volume tecidual favorável.

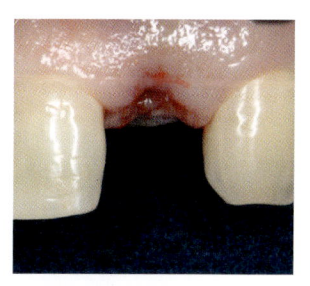

Figura 6.17 – Exodontia minimamente traumática.

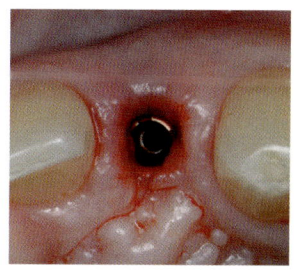

Figura 6.18 – Implante imediato de conexão cônica. Estabilidade primária permitiu a carga imediata.

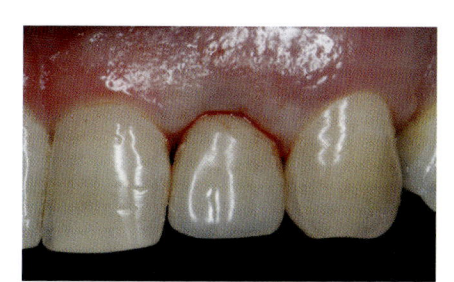

Figura 6.19 – Prótese provisória implantossuportada.

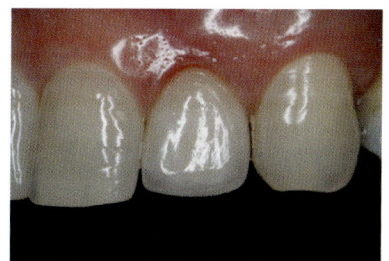

Figura 6.20 – Prótese definitiva. Imagem obtida após 2 anos. Estabilidade marginal (ausência de recessão e presença de papila). Estética rosa e branca.

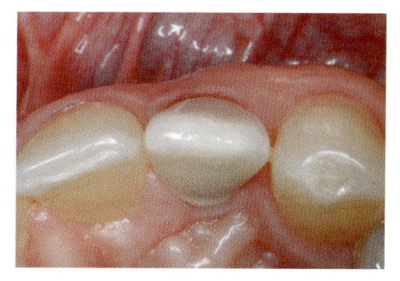

Figura 6.21 – Nesta imagem é possível observar o volume tecidual.

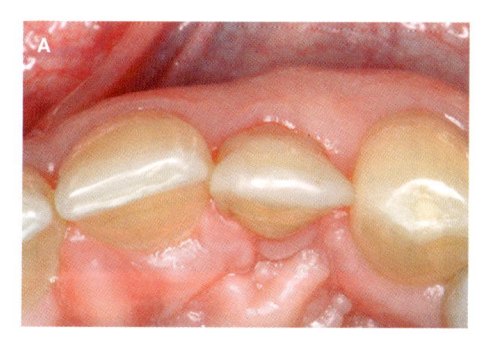

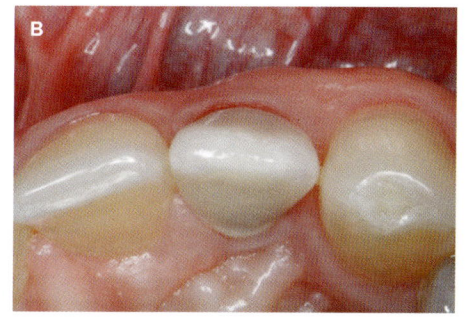

Figura 6.22 – Nestas imagens é possível comparar os volumes teciduais pré (A) e pós implante (após 2 anos) (B).

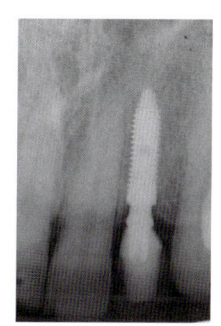

Figura 6.23 – Estabilidade óssea peri-implantar (após 2 anos).

Caso clínico realizado pela Doutora em Implantodontia pela UFSC, Elisa Oderich.

CONEXÃO HEXAGONAL EXTERNA

Nas figuras 6.24 a 6.30, é apresentado um caso clínico de implante com conexão hexagonal externa.

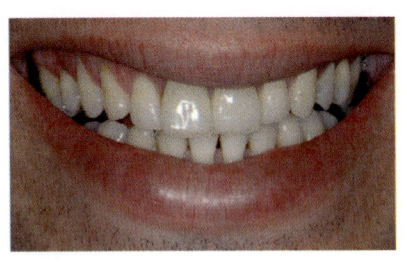

Figura 6.24 – Linha do sorriso média. Fratura do elemento dental 11.

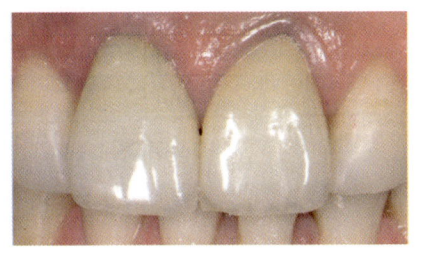

Figura 6.25 – Fenótipo tecidual espesso favorável à estabilidade marginal peri-implantar.

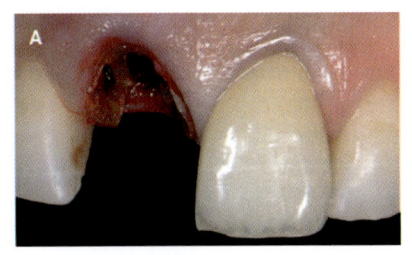

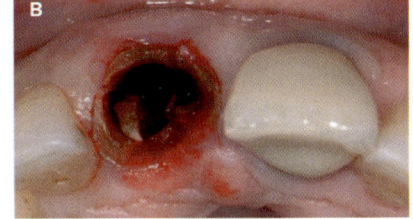

Figura 6.26 – Remoção do fragmento coronário e núcleo.

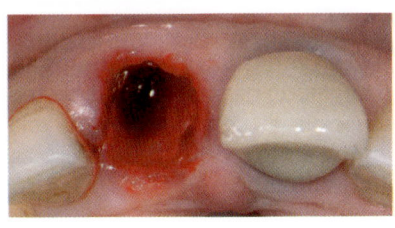

Figura 6.27 – Alvéolo de extração. Exodontia minimamente traumática (ausência de retalho e uso de periótomo).

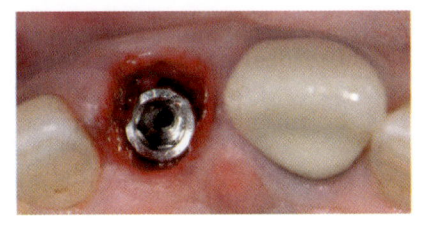

Figura 6.28 – Implante imediato de conexão hexagonal interna. Posicionamento tridimensional correto. Na imagem é possível observar o distanciamento do implante da tábua óssea vestibular.

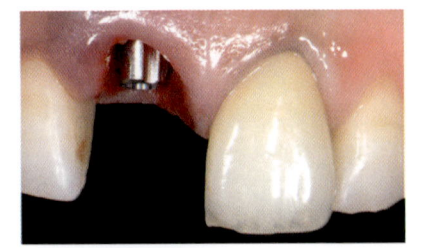

Figura 6.29 – Pilar protético instalado. É possível observar o fenótipo tecidual espesso do paciente.

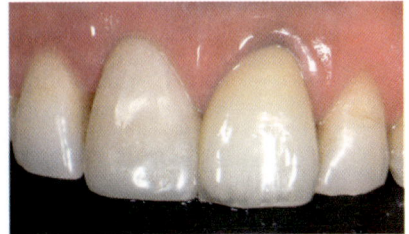

Figura 6.30 – Prótese implantossuportada. O fenótipo tecidual espesso sugere a possibilidade da ausência de recessão marginal, apesar de a perda óssea ser inexorável.

Caso clínico realizado pelos Doutorandos em Implantodontia da UFSC, José Moisés de Souza Jr. e Haline Renata Dalago.

CONSIDERAÇÕES FINAIS

Os cuidados inerentes a toda atividade cirúrgica devem sempre ser respeitados. Na cirurgia de instalação de implantes, é importante lembrar, ainda, que o sucesso da reabilitação implantossuportada não depende apenas do processo de osseointegração. Muitos outros fatores devem ser considerados e, atualmente, as exigências estéticas fazem com que o planejamentos sejam direcionados à obtenção de harmonia estética, saúde e função a longo prazo.

Antes de realizar o protocolo cirúrgico para instalação de implantes é necessário primeiro definir a condição atual do paciente, a área de instalação e o resultado desejado. Tendo em conta esses critérios, o tipo de conexão do implante a ser escolhido será o mais adequado para esses propósitos.

Entre os estudos e conclusões a respeito das conexões protéticas hexagonal e cônica, manifestaram-se as grandes vantagens biológicas e os resultados superiores da conexão cônica; porém, as limitações protéticas (variabilidade de pilares protéticos) dificultam que esse tipo de conexão seja a mais usada, como no caso da conexão hexagonal.

Alterações dimensionais pós-exodontia

7

RICARDO DE SOUZA MAGINI
EMILIANA ANTUNES MENEGAZZO
CINTIA SCHIOCHETT
CESAR AUGUSTO MAGALHÃES BENFATTI

INTRODUÇÃO

O objetivo terapêutico fundamental da implantodontia é a manutenção da integridade marginal, isto é, a inexistência de recessão marginal e/ou perda papilar. Logo, o nível da crista óssea é muito importante para obtenção da estética rosa, pois é determinante para o posicionamento das margens gengival e da mucosa peri-implantar. E a presença da papila depende do nível ósseo interproximal, distância do ponto (área) de contato à crista óssea, volume de tecido conjuntivo e suporte proximal da coroa.[1,2] Assim, é essencial o conhecimento dos eventos que promovem as alterações dimensionais (horizontais e verticais) após a exodontia. O processo alveolar é tecido "dente-dependente" que se desenvolve associado com a erupção dos dentes.[3] O seu volume e arquitetura são determinados pelo formato, inclinação e eixo de erupção dental.[3,4]

O periodonto é uma estrutura importantíssima, que protege (periodonto de proteção) os tecidos de suporte da agressão perene do biofilme, sustenta o dente no processo alveolar e realiza o mecanismo de neutralização e transmissão de forças funcionais e parafuncionais (periodonto de sustentação). A parte do processo alveolar relacionada ao periodonto de sustentação denomina-se osso fasciculado (originário do folículo dental), que corresponde à porção da cortical alveolar voltada para o ligamento periodontal, no qual as fibras de Sharpey estão inseridas.[3]

OBJETIVOS DE APRENDIZAGEM

- Conhecer os eventos, intra e extra-alveolares, que ocorrem após a exodontia
- Compreender as alterações dimensionais (horizontais e verticais) após a exodontia
- Aprender sobre as estratégias oportunas para minimizar a perda de volume ósseo após exodontia
- Eleger o momento para a instalação do implante (imediato, precoce ou tardio)
- Entender a manipulação tecidual para obtenção de saúde, função e estética

ALTERAÇÕES DO PROCESSO ALVEOLAR E DO PERIODONTO DE SUSTENTAÇÃO APÓS A EXODONTIA

Subsequentemente, a exodontia, o processo alveolar e, consequentemente, o periodonto de sustentação sofrem alterações pela completa perda do aparato de inserção (cemento, ligamento periodontal e osso fasciculado).[5] Estas alterações catabólicas são iniciadas pela reabsorção do osso fasciculado, correlacionada com interrupção do suplemento sanguíneo do ligamento periodontal e significativa atividade osteoclástica.[3,6,7] A dinâmica e a magnitude dessas mudanças foram investigadas em modelos animais e humanos.

Com a remoção dental, o osso fasciculado perde a sua função e desaparece. Este evento é de grande importância para o desenvolvimento inerente da reparação óssea (modelamento/remodelamento) decorrente da exodontia. Nesta dinâmica de modificação tecidual, a redução do volume ósseo é inevitável e significativa. A amplitude da diminuição varia, consideravelmente, entre indivíduos e é influenciada por variáveis diversas.[3]

Estudos histológicos em pré-molares de cães avaliaram as alterações dimensionais/estruturais e o modelamento/remodelamento do processo alveolar após exodontia:[3,4,6]

- A perda em espessura (horizontal) foi maior do que em altura (vertical);
- A atividade osteoclástica foi mais acentuada nas paredes vestibulares;
- A reabsorção óssea foi significativamente maior na face vestibular (o centro do rebordo transferiu-se para a lingual);
- A maior parte do osso fasciculado foi reabsorvida até a segunda semana;
- A partir da quarta semana foi observada a inexistência do osso fasciculado;
- Nas paredes vestibular/lingual ocorreu reabsorção óssea de superfície;
- As paredes vestibulares localizaram-se, após 8 semanas, aproximadamente 2 mm apicais às linguais.

Após a exodontia, na cascata de cicatrização do alvéolo, o osso fasciculado gradualmente desaparece, e o coágulo é substituído por tecido de granulação, matriz provisória de tecido conjuntivo, osso entrelaçado, ossos lamelar e medular.[8]

Estes achados experimentais sobre a reabsorção da parede vestibular em sítios de extrações em cães não foram confirmados histologicamente em humanos por razões éticas proibitivas. Alternativamente, técnicas não invasivas foram adaptadas.[7] Recentemente, a tomografia computadorizada por cone-*beam* tornou-se uma ferramenta de diagnóstico aceita e utilizada. Nesta conjuntura, uma pesquisa prospectiva investigou alterações tridimensionais da parede vestibular (em áreas estéticas), em 39 indivíduos, durante as 8 primeiras semanas pós-exodontia sem retalho. Os resultados foram alarmantes, pois as alterações dimensionais da parede vestibular em humanos foram de 2 a 3,5 vezes mais severas das que as relatadas nos estudos em cães. As observações foram correlacionadas à espessura da parede vestibular. Fenótipos finos, menores ou iguais a 1 mm foram identificados como críticos. Nessas situações, a perda óssea vertical média foi de 7,5 mm. Em contraste, nos fenótipos espessos, a reabsorção óssea vertical decaiu para 1,1 mm.[7]

Um pré-requisito para um resultado estético favorável é a existência de um volume tridimensional adequado (suficientes espessura e altura óssea); o preocupante é a altíssima prevalência dos fenótipos finos. Uma avaliação tomográfica computadorizada por cone-*beam*, da espessura da parede vestibular, de 250 indivíduos com todos os dentes anteriores superiores, demonstrou que a maioria dos sítios examinados era menor ou igual a 1 mm, e aproximadamente 50% possuíam espessura menor ou igual a 0,5 mm.[9]

ATENÇÃO

A análise de espessura óssea em humanos apresentou notória prevalência de paredes vestibulares ≤ 2 mm (93,6%).[10]

A espessura da parede vestibular ≥ 2 mm pode prevenir a recessão marginal.[2] Contudo, como observado anteriormente, esta espessura é infrequente. Em espessuras ≥ 2 mm, a crista óssea vestibular não será constituída exclusivamente por osso fasciculado (dente-dependente e inexoravelmente reabsorvido após a exodontia). Desta maneira, mantido o nível da crista óssea, a recessão marginal fica impossibilitada.

Um estudo clínico prospectivo demonstrou que, após a extração dental, o osso alveolar remodelou-se e foi reabsorvido. Dois terços dessa redução ocorreram nos primeiros 3 meses e, com 1 ano, o rebordo residual foi diminuído, na dimensão vestíbulo-lingual, em aproximadamente 50%.[11]

ATENÇÃO

Os processos de modelamento/remodelamento ósseo, após a exodontia, promovem inexoravelmente a redução dimensional das cristas ósseas vestibular e lingual/palatal.[12]

Em uma revisão sistemática, Tan e colaboradores[5] avaliaram as magnitudes das alterações teciduais, dos tecidos moles e ósseos, após períodos superiores a 12 meses da exodontia. No tecido ósseo, a redução dimensional horizontal (3,79 ± 0,23 mm) foi maior do que a vertical (1,24 ± 0,11 mm na vestibular; 0,84 ± 0,62 mm na mesial e 0,80 ± 0,71 na distal) após 6 meses. Neste período, verificou-se que a porcentagem de mudança dimensional vertical foi de 11 a 22%. Na horizontal, foi de 32% após 3 meses, e variou de 29 a 63% após 6 a 7 meses. As alterações dos tecidos moles evidenciaram um ganho de espessura e 0,4 a 0,5 mm, em 6 meses, nas faces vestibulares e linguais. A modificação dimensional horizontal dos tecidos moles e ósseos (perda de 0,1-6,1 mm) foi substancialmente maior do que a vertical (perda de 0,9 mm ao ganho de 0,4 mm) durante observações superiores há 12 meses. Em conclusão, os estudos de reentrada demonstraram perdas ósseas horizontal de 29 a 63 % e vertical de 11 a 22%, após 6 meses da exodontia. Esses estudos apresentaram reduções mais acentuadas nos períodos de 3 a 6 meses que foram seguidas por diminuições graduais posteriores.

Após 6 meses da exodontia, o rebordo ósseo sofreu reduções médias, horizontal e vertical, de 3,8 mm e 1,24 mm, respectivamente.[5]

Em humanos, demonstrou-se que a reabsorção da parede vestibular atingiu 56%, enquanto a da lingual pode atingir até 30%, no decorrer de 12 meses.[5] Aproximadamente dois terços da redução ocorreram nos e primeiros meses,[5] embora alterações dimensionais possam ser observadas em períodos superiores a 1 ano.[12]

Em síntese, as reabsorções das paredes vestibular/ lingual ocorreram em duas fases sobrepostas. Primeiramente, o osso fasciculado foi reabsorvido e substituído por tecido osteoide. A reabsorção das cristas ósseas iniciou-se na primeira semana após a exodontia. Todavia, como a crista vestibular era composta exclusivamente por osso fasciculado, o modelamento resultou em uma redução vertical substancial da mesma.[3] Posteriormente, observou-se reabsorção a partir das superfícies externas de ambas as paredes ósseas. Sugeriu-se que a elevação do retalho mucoperiostal associada com a exodontia seriam responsáveis pela reabsorção superficial externa (diminuição do suprimento sanguíneo).[3] Entretanto, sabe-se que alterações dimensionais ocorrem na exodontia sem elevação de retalho. Assim, outros fatores (p. ex., uma adaptação à ausência de função) devem estar relacionados à reabsorção óssea, que ocorre na segunda fase do modelamento.[3]

A diferença entre as paredes ósseas, vestibular e lingual, foi relacionada com:[3]

- Desaparecimento precoce do osso fasciculado;
- Reabsorção óssea de superfície, que terá um efeito mais pronunciado na delgada parede vestibular.

A perda prévia da parede vestibular, por processo inflamatório ou exodontia, representará uma complicação adicional ao modelamento/ remodelamento ósseo.[5]

A questão primordial é que, atualmente, não existe a possibilidade de cessar o modelamento/remodelamento ósseo, ou seja, é impossível a preservação das cristas ósseas vestibular e lingual/ palatal após a exodontia.

As consequências clínicas das alterações fisiológicas dos tecidos ósseo e moles podem afetar o resultado da terapia, pela limitação do osso disponível para a colocação ideal do implante, e/ou pela resolução estética da prótese implantossuportada.[12] Entretanto, existem estratégias para compensar mudanças dimensionais do rebordo residual. Estas técnicas podem ser classificadas em duas abordagens:

1. Técnicas que minimizam a magnitude das alterações dimensionais;
2. Técnicas que aumentam (horizontal e/ou verticalmente) o rebordo residual.[13]

> **ATENÇÃO**
> A compreensão do padrão de reabsorção e alterações morfológicas pós-exodontia aumentará a possibilidade de obtenção da função e estética com a prótese implantossuportada.

TÉCNICAS QUE PROCURAM MINIMIZAR AS ALTERAÇÕES DIMENSIONAIS PÓS-EXODONTIA

Essas técnicas procuram gerar volumes teciduais (moles e ósseo) para a colocação do(s) implante(s) no posicionamento ideal para a obtenção e manutenção da tríade: saúde/função/estética (branca e rosa).

As estratégias que procuram diminuir as alterações dimensionais são as seguintes:

- Exodontia minimamente invasiva;
- Implante imediato;
- Implante precoce;
- Preenchimento do alvéolo fresco;
- Regeneração óssea guiada (ROG);
- Preenchimento do alvéolo mais ROG;
- Cicatrização por 1ª intenção.

As razões para a minimização da perda tecidual, após a exodontia, incluem:[13]

- "Manutenção" do volume tecidual pré-existente à exodontia;
- "Manutenção" de volume tecidual estável para a otimização dos resultados funcional e estético;
- Simplificação dos procedimentos terapêuticos subsequente à minimização da perda de volume tecidual.

Resultados de meta-análises demonstraram diferenças estatisticamente significantes nas dimensões (em espessura e altura) do rebordo residual e evidenciaram o potencial benefício das intervenções que procuram minimizar a perda de volume ósseo. Portanto, a literatura sugere a indicação de estratégias que objetivam a diminuição das alterações dimensionais. Aparentemente, a pior eleição é a opção pelo preenchimento do alvéolo fresco, simplesmente, pelo coágulo.[12]

EXODONTIA MINIMAMENTE TRAUMÁTICA

Atualmente, a exodontia tornou-se uma etapa importantíssima, procura-se minimizar o trauma para maximizar a preservação (principalmente da parede vestibular). A remoção da raiz do seu alvéolo representa trauma mecânico pronunciado ao ligamento periodontal, vasos sanguíneos, osso fasciculado e processo alveolar.[3] A utilização de extratores ou periótomos são essenciais para o escopo estético (Figs. 7.1 e 7.2). Em relação ao levantamento do retalho mucoperiostal, a questão permanece. Nesse aspecto, o retalho induz um trauma adicional com subsequente resposta inflamatória aguda que mediará a reabsorção da camada superficial do osso alveolar exposto. O suprimento sanguíneo reduz-se e pode promover a morte dos osteócitos e consequente necrose. Durante a segunda fase de modelamento/remodelamento, esse osso necrótico pode gradualmente ser eliminado pela reabsorção de superfície comandada pelos osteoclastos presentes no periósteo.[3]

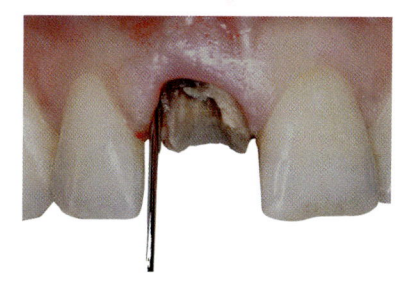

Figura 7.1 – Periótomo para minimizar o trauma à parede vestibular.

O efeito benéfico possível da cirurgia sem retalho, durante a exodontia, foi investigado em estudos de "boca dividida", comparando-se com a cirurgia convencional. Alguns estudos mostraram um remodelamento menos pronunciado (menor reabsorção óssea), com a exodontia sem retalho.[12,14-16] Contudo, outra pesquisa não encontrou diferenças significativas entre os grupos "sem" ou "com" retalho.[17] Logo, a questão permanece.

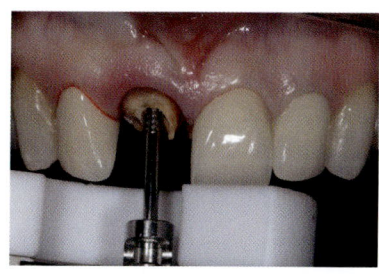

Figura 7.2 – Extrator para minimizar o trauma à parede vestibular.

É inquestionável que a elevação do retalho proporciona uma resposta inflamatória transitória. Todavia, ela seria suficiente para alterar as dimensões finais do rebordo edêntulo?[1]

Empiricamente, a plausibilidade biológica sugere que as exodontias devam ser realizadas "sem retalho".

Adicionalmente, é imperioso analisar a influência do fenótipo periodontal no modelamento/remodelamento ósseo. Fenótipo delgado está associado com incremento da perda de volume tecidual (principalmente na parede vestibular).[1]

ATENÇÃO

Em síntese, sugere-se que a manutenção do periósteo no local diminui a taxa de reabsorção óssea.[1]

MOMENTO DA COLOCAÇÃO DOS IMPLANTES: IMEDIATO E PRECOCE

Em relação ao momento da colocação do implante, uma classificação baseada nas alterações morfológicas, dimensionais e histológicas que seguem a extração dental foi proposta no terceiro *ITI Consensus Conference*:[18]

- **Tipo 1 – Implante imediato:** colocado no alvéolo fresco, imediatamente após a extração do dente (sem período cicatricial dos tecidos moles e ósseo);
- **Tipo 2 – Implante precoce (4-8 semanas de cicatrização):** colocado no sítio pós-exodontia, com cicatrização avançada dos tecidos moles (cobertura do alvéolo), mas sem reparação suficiente do tecido ósseo;
- **Tipo 3 – Implante precoce (12-16 semanas de cicatrização):** colocado no sítio pós-exodontia com os tecidos moles cicatrizados e grau significante de cicatrização óssea;
- **Tipo 4 – Implante tardio (mais de 6 meses após a exodontia):** colocado no sítio edêntulo completamente cicatrizado.

Nos primórdios da osseointegração, os implantodontistas, empiricamente, esperavam um período cicatricial igual ou superior a 12 meses pós-exodontia, para então colocar o implante.[18] Tal tempo de espera levava ao comprometimento do conforto, função e estética. Em 1978, relatou-se o primeiro implante imediato (situação na qual a extração foi seguida imediatamente pela colocação do implante no alvéolo fresco).[19]

As **vantagens** dos implantes imediatos são as seguintes:[20-24]

- Redução do número de cirurgias;
- Redução do tempo de tratamento;
- Posicionamento ideal do implante;
- Simplificação da fase protética;
- Conforto e satisfação do paciente.

Apesar de o implante imediato possuir vantagens atrativas, o mesmo apresenta **desvantagens** inerentes:

- A carência de mucosa ceratinizada pode dificultar o fechamento primário da ferida cirúrgica;
- Potencial prejuízo à estabilidade primária do implante;

- Possibilidade de recessão marginal, com consequente prejuízo estético, principalmente nos fenótipos finos;
- Infecções residuais. Contudo, sugere-se que as taxas de sobrevivência dos implantes imediatos associados com patologias locais (lesões endodônticas ou periodontais) são similares às encontradas nos sítios cicatrizados.[20,25-28]

Na implantação imediata, a estabilidade primária do implante somente pode ser obtida na região apical ao alvéolo (3-4 mm), na qual observam-se as limitações dos acidentes anatômicos (fossa nasal, seio maxilar, canal mandibular e forame mentoniano) e o predomínio de osso medular.

Inicialmente, advogou-se que a colocação do implante imediato poderia neutralizar o modelamento/remodelamento ósseo pós-exodontia, ou seja, manter a arquitetura óssea (provavelmente, pelo estímulo funcional).[29] Todavia, tal postulado não foi confirmado por estudos em cães e humanos.[3,15,30]

A previsibilidade dos implantes imediatos é incontestável. Uma revisão sistemática recente apresentou uma taxa de sobrevivência, em 2 anos, de 98,4% (97,3-99%). O sucesso da terapia foi difícil de avaliar, em virtude da escassez de informações sobre as complicações técnicas, biológicas e estéticas.[18] É válido mencionar que "sobrevivência" (permanência do implante *in situ*) difere de "sucesso" (além da estadia *in situ*, obtenção da tríade saúde/função/estética). As alterações dos tecidos moles peri-implantares ocorreram, principalmente, nos 3 primeiros meses após a colocação da prótese provisória, e a margem estabilizou-se ao término do primeiro ano. A perda óssea marginal, predominantemente observada no primeiro ano após a colocação do implante, apresentou uma magnitude inferior a 1 mm. A despeito da taxa elevada de sobrevivência dos implantes imediatos, são necessários estudos longitudinais adicionais de longa duração, com especial atenção aos resultados estéticos.[18]

Outras questões pertinentes sobre os implantes imediatos são:

- Deve-se deixar um *gap* (espaço entre a parede vestibular e o implante)?
- Qual a dimensão mínima para o *gap* necessitar de material de preenchimento?
- Qual é o material de eleição para o possível preenchimento do *gap*?

Primordialmente, deve-se minimizar o trauma à delgada parede vestibular, para diminuir a extensão da inevitável reabsorção óssea. Os atos da exodontia (minimamente traumática), o preparo do sítio baseado na parede lingual/palatal (exclusão de calor friccional da parede vestibular) e a seleção do diâmetro do implante (menor do que o do alvéolo, propiciando um *gap* entre a parede vestibular e o implante, para diminuir a agressão à fina parede vestibular) são essenciais para o resultado estético. Recorda-se que o nível da crista óssea é fundamental para o posicionamento da margem da mucosa peri-implantar.

A obrigatoriedade de preenchimento do *gap* não foi demonstrada pela literatura. A decisão de preencher ou não é empírica, mas existe

> **ATENÇÃO**
>
> O implante imediato não previne o modelamento/remodelamento ósseo pós-exodontia, que promove reduções horizontais e verticais principalmente parede vestibular. No entanto, tal observação **não contraindica os implantes imediatos**.

> **LEMBRETE**
>
> As taxas de sobrevivência e sucesso são semelhantes entre os implantes imediatos e tardios.[20]

> **ATENÇÃO**
>
> É consensual a necessidade do *gap* para minimizar o trauma à parede vestibular.

uma plausibilidade biológica. Nos *gaps* £ 2 mm, ocorreu preenchimento ósseo espontâneo, nos implantes com superfície texturizadas.[21,31,32] Nestes *gaps* diminutos o coágulo fica estável e protegido. A estabilidade do coágulo é pré-requisito para a neoformação óssea. Especula-se que na presença predominante das paredes vestibulares finas (exclusivamente composta de osso fasciculado, dente-dependente), ocorrerá a inexorável e fugaz reabsorção óssea. Assim, o coágulo perderá sua estabilidade, comprometendo a formação do osso entrelaçado e possibilitando a ocupação do espaço por tecido conjuntivo da mucosa peri-implantar. Resumidamente, a referida razoabilidade biológica conduz ao sensato preenchimento do *gap*, para compensar a reabsorção do osso fasciculado e promover o impedimento do crescimento do tecido conjuntivo, independente da dimensão do *gap*.

Com objetivo de determinar se o processo de modelamento ósseo poderia ser influenciado pelo preenchimento do *gap* com osso bovino inorgânico (90%) associado com colágeno suíno (10%), Araújo e colaboradores,[8] avaliaram, em cães o preenchimento com esse material *versus* o não preenchimento do *gap*. Os resultados foram significantemente distintos. Nos sítios preenchidos com material xenógeno, a crista óssea vestibular foi mais espessa e localizada próxima às plataformas dos implantes. Já nos ocupados com coágulo, a crista foi mais delgada e posicionada em distâncias variadas (mais apicais) das plataformas dos implantes. Adicionalmente, o contato osso-implante foi maior nos sítios com o *gap* preenchido com biomaterial xenógeno.

Em relação ao material de eleição para o preenchimento do *gap*, sugere-se um material de baixa taxa de absorção, como o osso bovino inorgânico, pois, com a rápida reabsorção do osso fasciculado (da parede vestibular), é oportuno que o material utilizado esteja *in situ* para contrapor a perda óssea e impedir a ocupação do espaço pelo tecido conjuntivo da mucosa peri-implantar.

O sucesso do implante imediato depende de um protocolo que controle as variáveis mecânicas e biológicas inerentes ao procedimento (Figs. 7.3 a 7.14):[1]

- Avaliação do fenótipo tecidual (fino ou espesso);
- Exodontia minimamente traumática (sem retalho e com uso de extrator ou periótomo);
- Verificação da integridade das paredes alveolares;
- Reconstrução tecidual simultânea ao implante imediato, se necessária;
- Seleção do implante (preferencialmente Cone Morse);
- Seleção do implante com tratamento superficial;
- Seleção do implante com comprimento necessário para à estabilidade;
- Seleção do implante com diâmetro menor do que o alvéolo (*gap* proposital);
- Ancoragem do implante na parede palatina;
- Preenchimento do *gap*;
- Função imediata ou fechamento primário da ferida cirúrgica.

Noções de Implantodontia Cirúrgica

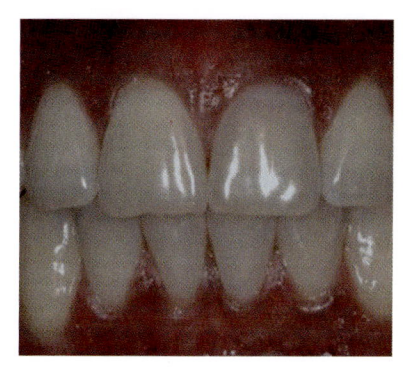

Figura 7.3 – Reabsorção radicular com indicação de exodontia (dente 21). Indicação de implante imediato.

Figura 7.4 – Radiografia periapical evidenciando a reabsorção radicular interna.

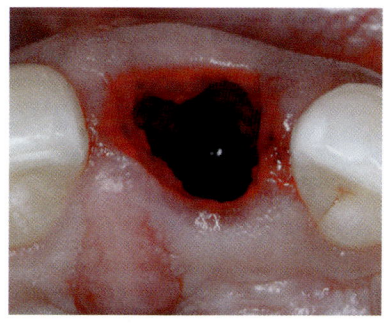

Figura 7.5 – Exodontia minimamente traumática (sem retalho e com uso de extrator). Observe fenótipo tecidual espesso (favorável à estabilidade marginal peri-implantar).

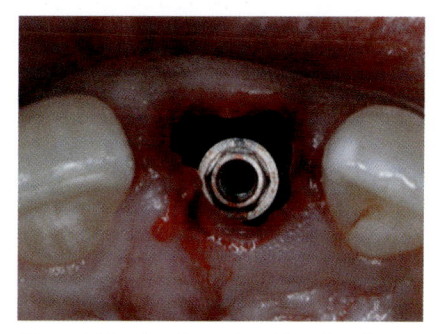

*Figura 7.6 – Implante imediato hexágono externo (HE). O fenótipo espesso favorece a ausência de recessão peri-implantar, apesar da inevitável perda óssea que ocorrerá associada ao HE. O travamento impossibilitou a função imediata. **Gap** proposital para ser preenchido com osso bovino inorgânico.*

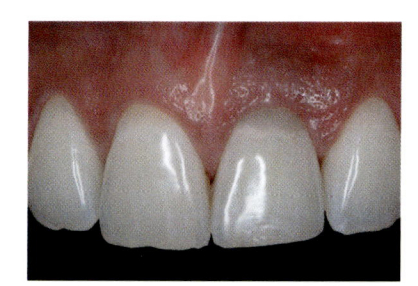

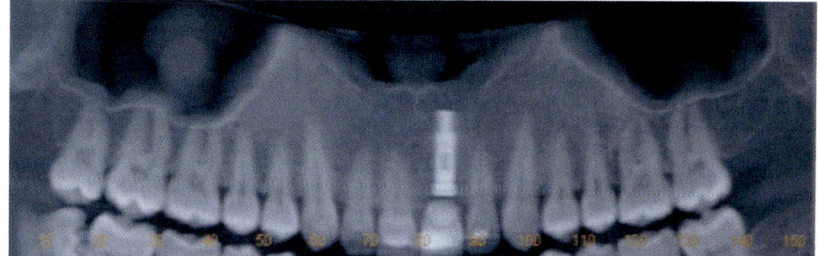

Figura 7.7 – Selamento protético do alvéolo (baseado na técnica do Bio-Coll), realizado com prótese adesiva direta.

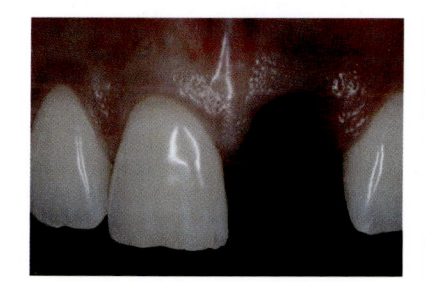

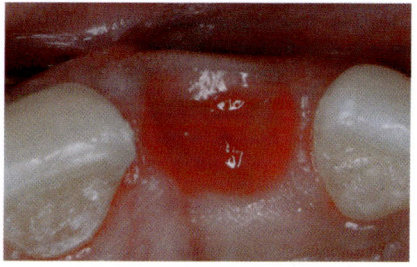

Figura 7.8 – Arquitetura tecidual favorável para a obtenção da estética rosa.

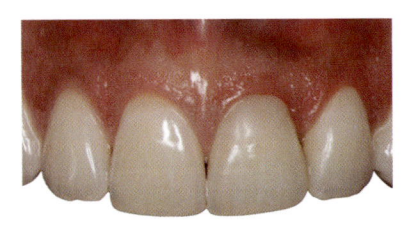

Figura 7.9 – Sucesso terapêutico: saúde (comprovada pela sondagem)/ função/ estética (branca e rosa).

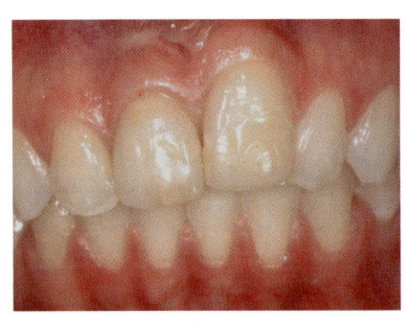

Figura 7.10 – Reabsorção por substituição (anquilose) dos elementos 11 e 21. Note os níveis das margens gengivais.

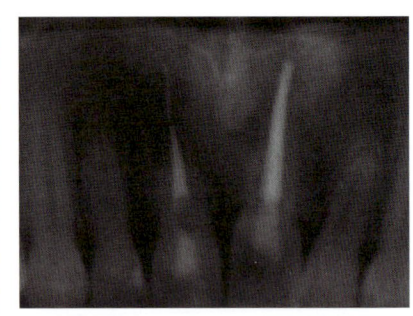

Figura 7.11 – Evidência da reabsorção por substituição.

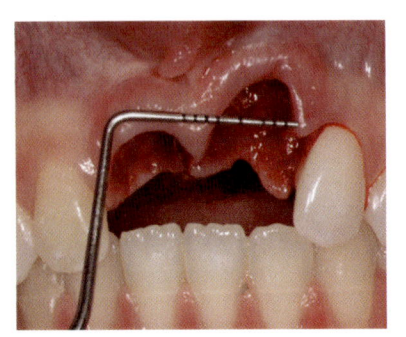

Figura 7.12 – Exodontia com o mínimo de trauma possível.

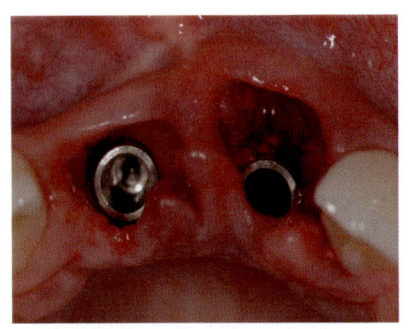

Figura 7.13 – Implantes imediatos Cone Morse com diâmetros menores do que os alvéolos. Presença dos **gaps** que serão preenchidos com osso bovino inorgânico.

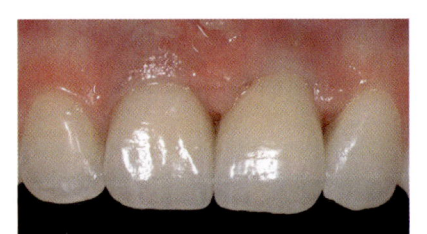

Figura 7.14 – Próteses definitivas. Observe os níveis das margens das mucosas peri-implantares. Evidência do estabelecimento coronal das distâncias biológicas.

Caso clínico realizado pelos Doutores em Implantodontia pela UFSC, Cesar Augusto Magalhães Benfatti e Elisa Oderich.

A perda da parede vestibular, por processo inflamatório ou exodontia, é um fator preocupante, pois possibilita a recessão marginal (potencial prejuízo da estética rosa peri-implantar). Todavia, não contraindica o implante imediato. Esta situação indica a necessidade de reconstrução pela técnica da enxertia de lâmina óssea, com ou sem tecido conjuntivo, da tuberosidade maxilar[33] (Figs. 7.15 a 7.21) ou pela colocação de material de preenchimento associada à regeneração óssea guiada (ROG) (Figs. 7.22 a 7.28).

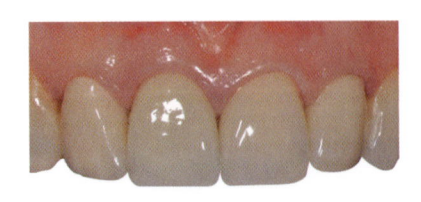

Figura 7.15 – Elemento 11 fraturado.

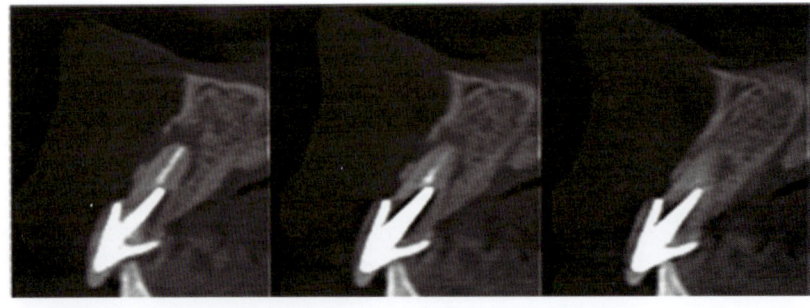

Figura 7.16 – Perda da tábua óssea vestibular.

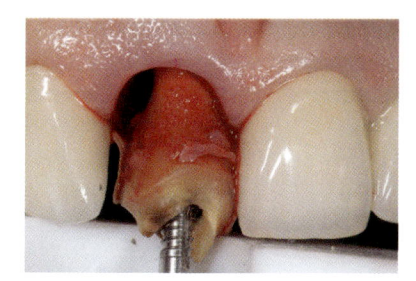

Figura 7.17 – Dente removido de forma menos traumática possível.

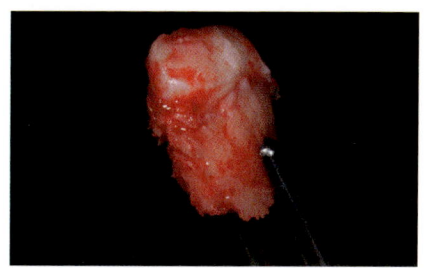

Figura 7.18 – Enxerto removido da tuberosidade maxilar. Presença de tecido conjuntivo na porção superior.

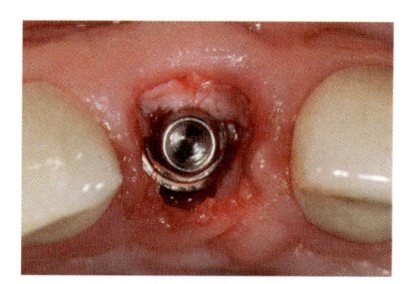

Figura 7.19 – Enxerto posicionado e adaptado na forma de "cunha".

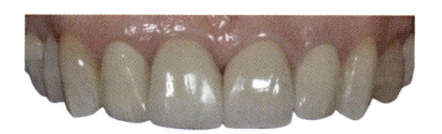

Figura 7.20 – Estabilidade marginal (ausência de recessão e presença de papila).

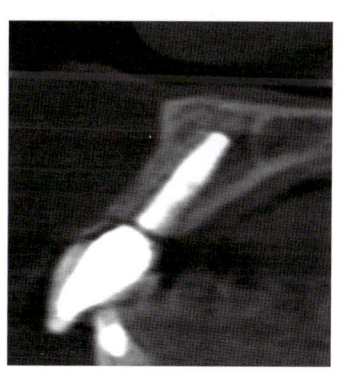

Figura 7.21 – Tábua vestibular neoformada.

Caso clínico realizado pelo Doutorando em Implantodontia da UFSC, Ivan Contreras Molina.

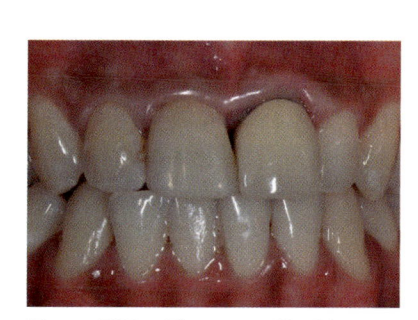

Figura 7.22 – Elementos 11 e 21 com indicação de exodontia.

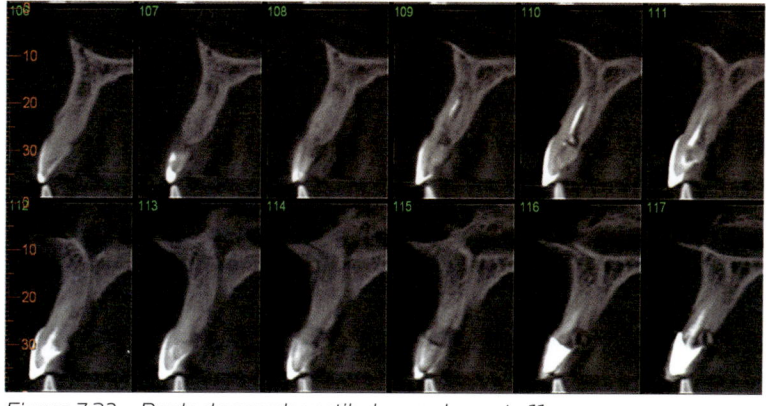

Figura 7.23 – Perda da parede vestibular no elemento 11.

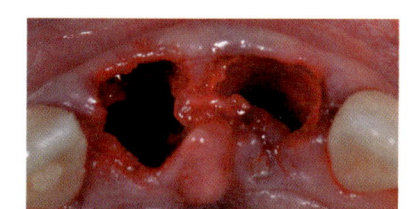

Figura 7.24 – Exodontias minimamente traumáticas.

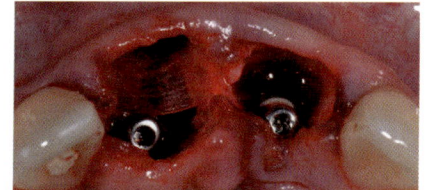

Figura 7.25 – Implantes imediatos Cone Morse com diâmetros menores do que os alvéolos. Colocação de membrana (na parede vestibular perdida).

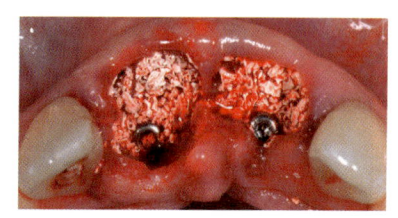

*Figura 7.26 – Preenchimento dos **gaps** com osso bovino inorgânico.*

Figura 7.27 – Reconstrução da parede vestibular.

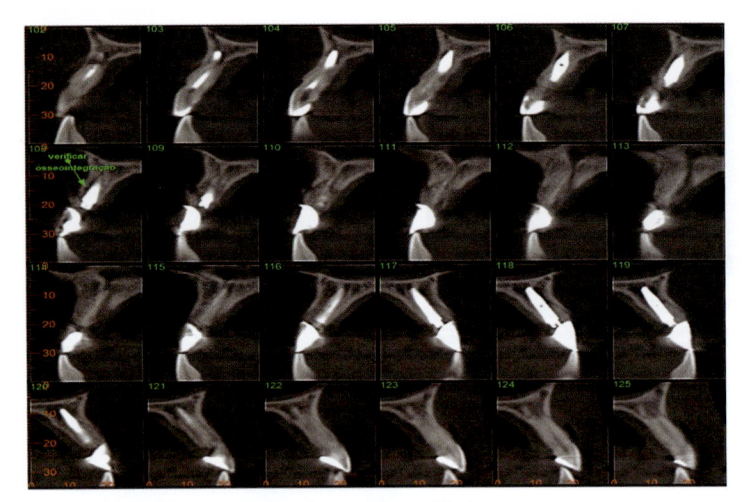

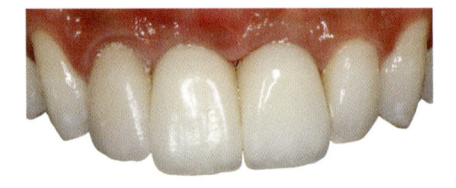

Figura 7.28 – Estabilidade marginal.

Caso clínico realizado pelo Doutorando em Implantodontia da UFSC, Bernardo Born Passoni.

Empiricamente, nos sítios com supuração, pode-se contraindicar o implante imediato e indicar o implante mediato. Este momento de colocação do implante (mediato) possui dois predicados: abundância de mucosa ceratinizada (possibilidade de fechamento primário, sem tensão, da ferida cirúrgica) e eliminação da infecção do sítio da extração.

PREENCHIMENTO DO ALVÉOLO FRESCO, ROG E CICATRIZAÇÃO POR PRIMEIRA INTENÇÃO

Na impossibilidade do implante imediato ou mediato, o preenchimento do alvéolo com material autógeno (doador e receptor são os mesmo indivíduo), alógeno (da mesma espécie, porém geneticamente distintos), xenógeno (outra espécie, p.ex. bovina) e aloplástico (material natural ou sintético, p.ex.cerâmicas), pode ser uma estratégia para diminuir as alterações dimensionais pós-exodontia.[34-41]

As modificações volumétricas do alvéolo ocupado pelo coágulo sanguíneo estão evidenciadas por inúmeros trabalhos, em animais e humanos.[3,6,11,42] Postula-se que o preenchimento do alvéolo possa compensar reabsorção óssea pós-exodontia (Figs. 7.29 a 7.40).

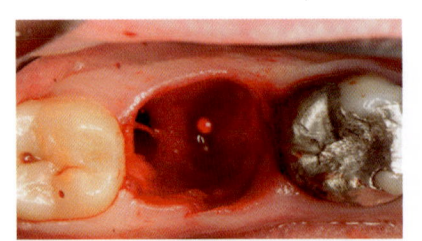

Figura 7.29 – Alvéolo fresco. Dente extraído com o mínimo de trauma possível (ausência de retalho e odontosecção).

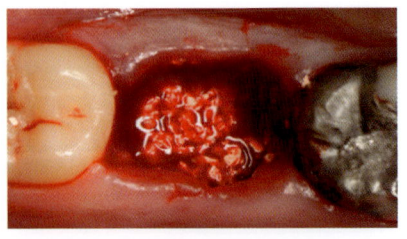

Figura 7.30 – Alvéolo preenchido com osso bovino inorgânico.

Noções de Implantodontia Cirúrgica 101

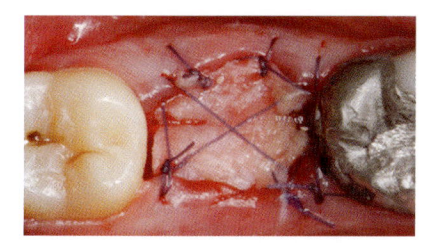

Figura 7.31 – Fechamento da ferida cirúrgica com enxerto de tecido conjuntivo.

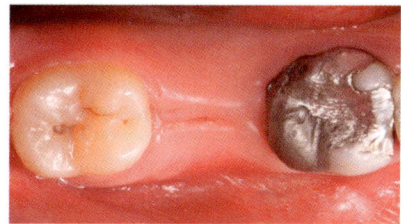

Figura 7.32 – Após 9 meses. Momento da colocação do implante. Observe as dimensões do rebordo residual.

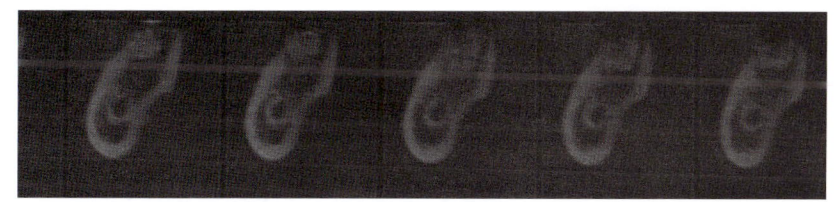

Figura 7.33 – Evidência de altura e espessura para a colocação do implante.

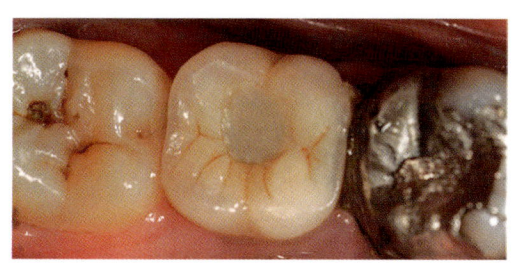

Figura 7.34 – Prótese implantossuportada.

Caso clínico realizado pelo Doutor em Implantodontia pela UFSC, João Gustavo Oliveira de Souza.

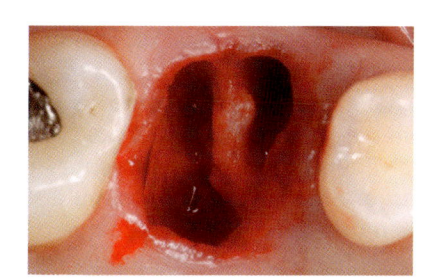

Figura 7.35 – Alvéolo Fresco. Preservação do septo. Exodontia minimamente traumática.

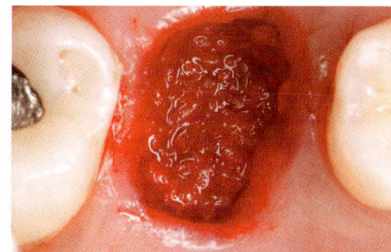

Figura 7.36 – Preenchimento do alvéolo.

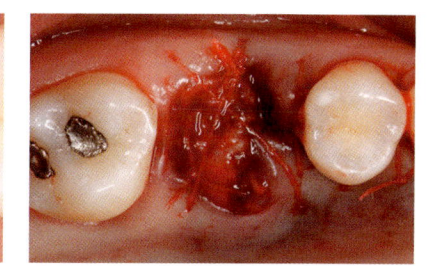

Figura 7.37 – Fechamento da ferida cirúrgica com retalho pediculado palatino.

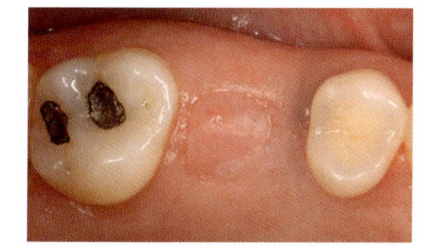

Figura 7.38 – Momento pré-instalação do implante.

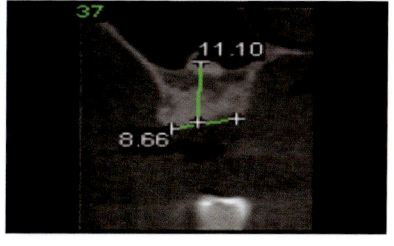

Figura 7.39 – Altura e espessura óssea para a colocação do implante.

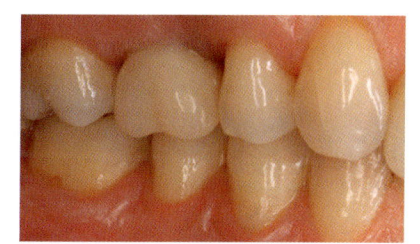

Figura 7.40 – Figura Prótese implantossuportada.

Caso clínico realizado pelo Doutor em Implantodontia pela UFSC, João Gustavo Oliveira de Souza.

Durante anos, o osso autógeno, intra ou extra-bucal, foi considerado como o padrão-ouro na cirurgia reconstrutiva.[43,45] Todavia, escassa informação está disponibilizada sobre a colocação de material autógeno para o preenchimento, em humanos, do alvéolo fresco.[46,47]

O osso autógeno não possui risco de infecção cruzada e resposta imunológica. Adicionalmente, apresenta os três mecanismos de formação óssea: osteogênese, osteoindução e osteocondução.

OSTEOGÊNESE: o material apresenta, potencialmente, células viáveis capazes de formar osso a partir dele próprio.

OSTEOINDUÇÃO: o material possui proteínas ósseas morfogenéticas (BMPs), na matriz orgânica do tecido ósseo; a neoformação óssea ocorre sem a necessidade de células ósseas viáveis diferenciadas do material; as BMPs induzem a diferenciação de células-tronco do sítio receptor em osteoblastos.

OSTEOCONDUÇÃO: a arquitetura (arcabouço) do material favorece a neoformação óssea.

LEMBRETE

O osso autógeno possui, potencialmente, os três mecanismos de formação óssea.

A seleção do material de preenchimento dependerá da:

- Taxa de complicações;
- Quantidade de neoformação óssea;
- Manutenção do ganho;
- Previsibilidade dos implantes colocados nos sítios reconstruídos;
- Morbidade da área doadora;
- Disponibilidade (quantidade) de material.

Em 2011, Araújo e Lindhe[45] avaliaram se o preenchimento do alvéolo com osso autógeno ("raspas" de osso removidas, com cinzel, do corpo da mandíbula) preservaria (compensaria a reabsorção pós-exodontia) as dimensões do rebordo residual. Após 3 meses, observou-se que a maioria das "raspas" de osso autógeno, durante a cicatrização, foram reabsorvidas. O enxerto autógeno, aparentemente, não interferiu na cicatrização ou processo que resultou na reabsorção do rebordo residual. Estes sítios exibiram um padrão de reparação similar aos descritos em estudos anteriores, nos alvéolos preenchidos somente pelo coágulo. A porção marginal dos sítios preenchidos com coágulo apresentou dimensões marcadamente reduzidas.[3,6] Isto indicou que o material autógeno utilizado, aparentemente, fracassou em aumentar a cicatrização e/ou estimular a formação óssea. Contrariamente, os sítios preenchidos com um *blend* de osso bovino inorgânico (90%) e colágeno suíno (10%) evidenciaram porção marginal com medidas similares às das raízes adjacentes.

Dois experimentos consecutivos demonstraram que a colocação do *blend* de osso bovino inorgânico (90%) e colágeno (10%) em alvéolos frescos promoveu a neoformação óssea, em particular na porção marginal dos sítios de extração. As dimensões marginais foram mantidas, e o perfil do rebordo residual foi preservado. Conclusivamente, a utilização do biomaterial pode modificar o modelamento ósseo e neutralizar a reabsorção do rebordo marginal que ocorre após a extração.[42,43]

Atualmente, buscam-se substitutos de enxertos ósseos que possuem a vantagem de diminuir a morbidade, apresentar quantidade ilimitada de material e simplificar a técnica cirúrgica. Em defeitos de quatro paredes, como alvéolos e seio maxilar, a tendência é o uso de substitutos de enxertos ósseos, principalmente pelo bovino inorgânico, em detrimento do autógeno.[1]

Os princípios biológicos da ROG fundamentam-se na exclusão tecidual (epitélio e tecido conjuntivo gengival), fornecimento de estabilidade ao coágulo (osteocondução), manutenção do espaço subjacente para neoformação óssea e permissão da proliferação, migração e expressão fenotípica de células osteogênicas.[1]

Tipos diferentes de membranas são utilizadas, com e sem material de preenchimento, para manter o espaço sobre o defeito ósseo, prevenir a migração de células indesejáveis no interior do defeito e proteger o coágulo sanguíneo formado no alvéolo. Através da proteção do coágulo subjacente e exclusão da interferência de células do tecido conjuntivo, as membranas são capazes de promover a migração, no interior do defeito, de células osteogênicas.[48] Em comparação com a quantidade de fração da área óssea, em alvéolos frescos de 23 indivíduos, utilizando osso bovino inorgânico, protegido ou não com membrana de colágeno associada com retalho pediculado palatino ou coronalmente avançado, os resultados evidenciaram que os sítios preenchidos com osso xenógeno preservaram o volume do alvéolo e neoformaram osso para futura colocação do implante. A quantidade de fração óssea aumentou com o uso da membrana (ROG).[48]

> **SAIBA MAIS**
>
> Inúmeras pesquisas destacam a diminuição da perda de volume ósseo, após a exodontia, com o preenchimento do alvéolo, associado ou não à ROG.[4,42,43]

CONSIDERAÇÕES FINAIS

Uma revisão sistemática avaliou a evidência científica da eficácia de protocolos cirúrgicos desenvolvidos para minimizar as alterações dimensionais pós-exodontia, em comparação com o preenchimento do alvéolo com coágulo sanguíneo. As intervenções terapêuticas foram: preenchimento do alvéolo com enxerto ósseo (autógenos) ou substituto de enxerto ósseo (alógenos, xenógenos ou aloplásticos); e isolamento do alvéolo com o uso de membranas, enxertos gengivais livres ou matrizes dérmicas acelulares (alógenas ou xenógenas). As análises dos subgrupos (retalho/sem retalho, membrana/sem membrana e fechamento primário da ferida cirúrgica/sem fechamento primário da ferida cirúrgica) demonstraram resultados das meta-análises, estaticamente significantes, favoráveis (nas dimensões do rebordo residual) à utilização de intervenções estratégicas. Concluiu-se que, atualmente, não se pode indicar qual o melhor protocolo cirúrgico ou o tipo de biomaterial mais favorável, embora o uso de membranas (ROG), retalho e fechamento primário da ferida cirúrgica demonstrou os melhores resultados. A explicação provável para os melhores resultados com o procedimento do retalho foi o favorecimento do fechamento primário da ferida cirúrgica.[12]

> **ATENÇÃO**
>
> Supostamente, o preenchimento do alvéolo com material xenógeno inorgânico, associado com a ROG e o fechamento primário da ferida cirúrgica, promove as menores alterações dimensionais pós-exodontia.

8

Momento da aplicação da carga

CAROLINE FREITAS RAFAEL
CAROLINA SCHÄFFER MORSCH
RICARDO DE SOUZA MAGINI

INTRODUÇÃO

Sabe-se que a **osseointegração** é uma conexão direta estrutural e funcional entre o osso vivo e ordenado e a superfície de um implante submetido à carga funcional. Estabeleceu-se que os requisitos básicos para a obtenção e a manutenção da osseointegração são: biocompatibilidade do material do implante e seu tratamento de superfície, técnica cirúrgica, condições da região receptora e fase de cicatrização sem aplicação de carga.[1] Tal condição levou ao desenvolvimento do protocolo clínico clássico de **Branemark**, que é a realização da reabilitação em dois estágios cirúrgicos: primeiro, a instalação dos implantes, que ficam submersos durante o período de cicatrização, sem aplicação de qualquer carga sobre os implantes; depois, realiza-se uma segunda cirurgia, conhecida como reabertura, para exposição dos implantes na cavidade bucal e posterior ancoragem de uma prótese fixa. O período de intervalo recomendado entre um estágio e outro foi de 3 a 6 meses, e esse protocolo conduziu a índices altos de sucesso.[2,3]

O protocolo de Branemark foi desenvolvido no tempo em que os implantes eram apenas usinados. Porém, aguardar o período de cicatrização sem aplicação de carga gera inconvenientes aos profissionais, que necessitam realizar duas intervenções cirúrgicas, e aos pacientes, que precisam passar a utilizar ou continuar usando próteses removíveis durante alguns meses, somados às várias consultas necessárias para controle e reembasamento dessas próteses.[4]

Esses inconvenientes levaram ao desenvolvimento de pesquisas com o objetivo de reduzir o período necessário para a instalação de prótese, o que deu início ao conceito conhecido como **carga imediata**.[5-8] Tal técnica foi inicialmente utilizada em mandíbulas edêntulas e, após alcançar taxas elevadas de sucesso, passou a ser aplicada também em pacientes desdentados parciais e unitários.

OBJETIVOS DE APRENDIZAGEM

- Identificar os fatores que determinam em que momento é possível a aplicação de carga sobre implantes dentários
- Descrever as técnicas utilizadas em cada um dos momentos de aplicação da carga

Vários fatores podem influenciar e/ou alterar a qualidade e a previsibilidade dos vários protocolos de aplicação de carga para arcos edêntulos parciais ou totais, incluindo: saúde do paciente; condições periodontal, oclusal e funcional; características da região que receberá o implante; tamanho e forma (geometria) do implante; material e propriedades de superfície do implante e técnica cirúrgica, incluindo a estabilidade primária do implante.[9]

A seguir serão descritos, detalhadamente, os momentos que podem ser utilizados para aplicação da carga funcional sobre os implantes e as características de cada técnica.

CARGA CONVENCIONAL: a prótese é confeccionada em um segundo procedimento, 3 a 6 meses após a instalação do implante;

CARGA TARDIA: a prótese é confeccionada em um segundo procedimento, porém quando excede o tempo necessário para a carga convencional (3-6 meses);

CARGA IMEDIATA: a prótese é confeccionada no máximo 48 horas após a instalação do implante;

CARGA PRECOCE: a prótese é confeccionada e colocada em oclusão com os dentes antagonistas após 48 horas da instalação do implante até no máximo 3 meses.

Uma vez descritos os possíveis momentos para aplicação da carga, serão relatadas as técnicas e características de cada momento de aplicação.

CARGA CONVENCIONAL / PROTOCOLO CLÁSSICO DE BRANEMARK

Proposto inicialmente por Branemark,[1,3] o protocolo para aplicação da carga funcional sobre os implantes, conhecido como protocolo convencional ou tradicional, compreende a realização de dois estágios cirúrgicos, sendo o primeiro a instalação dos implantes, e o segundo a realização de cirurgia de reabertura para a instalação dos cicatrizadores e, posteriormente a isso, a reabilitação com a confecção da coroa protética.

Durante o primeiro estágio cirúrgico, é desejável que o implante alcance uma estabilidade primária, ou seja, um travamento inicial no tecido ósseo que garanta ausência de mobilidade. Ao término da cirurgia, o implante deve permanecer submerso no tecido mole, permitindo a cicatrização com ausência de qualquer carga direta no implante. O período recomendado é, em geral, de 3 a 6 meses, sendo o menor tempo necessário para implantes instalados na mandíbula e o maior tempo para implantes instalados na maxila (em razão das diferentes densidades ósseas). É importante salientar que, durante esse período de cicatrização, em pacientes usuários de próteses totais ou parciais sobre a região do implante, é necessário realizar o ajuste das mesmas e o reembasamento com materiais resilientes para que a carga indireta exercida sobre o implante seja atenuada.

Após o período de cicatrização, a obtenção da osseointegração é avaliada clínica e radiograficamente; ao se comprovar o sucesso dos implantes, realiza-se o segundo estágio cirúrgico, em que os implantes serão expostos na cavidade oral por meio da instalação de cicatrizadores sobre os mesmos. Tal cirurgia pode ser realizada por meio de diversas técnicas, a depender da necessidade de cada caso. Uma semana após a instalação do cicatrizador é possível iniciar a confecção da prótese fixa sobre o implante.

O sucesso clínico, a curto e longo prazo, do protocolo convencional de Branemark, encontra-se amplamente descrito na literatura, porém os inconvenientes citados na introdução, tais como o longo tempo necessário para confecção das próteses fixas sobre os implantes, a necessidade de utilização de próteses removíveis durante esse período, a realização de 2 estágios cirúrgicos e a ansiedade do paciente, levaram à necessidade do desenvolvimento de novas técnicas e novas geometrias e tratamentos superficiais de implantes que permitissem uma reabilitação em tempo reduzido, surgindo o conceito de carga imediata. Implantes de maior comprimento, de superfície texturizada e com maior quantidade de roscas em seu corpo, foram desenvolvidos para possibilitar a aplicação da carga imediatamente à instalação do implante.

A aplicação de carga convencional é recomendada em situações específicas, tais como, preenchimento do alvéolo pós-exodontia, elevação da membrana do seio maxilar, presença de parafunção, *overdentures* na maxila e nos casos de pacientes comprometidos sistemicamente. Deve ser o protocolo de escolha na reabilitação de pacientes parcialmente edêntulos na região posterior de mandíbula e maxila quando o implante for instalado em alvéolos frescos, em áreas enxertadas, e em casos de implantes curtos.

CARGA TARDIA

Segue os mesmos conceitos e técnica de confecção, porém a reabilitação é iniciada após o período de osseointegração recomendado para a reabilitação com carga convencional.

A literatura descreve que a carga funcional é necessária para causar o estímulo ósseo, garantindo assim a sua manutenção e a longevidade dos implantes.[6] Dessa forma, não é indicado realizar carga tardia, a qual deve ser utilizada apenas quando o paciente está impossibilitado de realizar a carga convencional por determinado problema sistêmico ou quando ele se ausenta das consultas, retornando tardiamente.

CARGA IMEDIATA E PRECOCE

As cargas imediata e precoce de implantes com tratamento de superfície podem ser consideradas tratamentos previsíveis. Múltiplos fatores podem influenciar na previsibilidade dos protocolos de aplicação de carga para arcos desdentados totais ou parciais. Entre eles estão as condições sistêmicas do paciente, periodontal e oclusal (função e parafunção), as características do leito, tamanho, formato, material e tratamento de superfície do implante. Também podem ser considerados o momento e o modo de instalação do implante, incluindo estabilidade primária, aplicação da carga e manutenção a longo prazo.

Na implantodontia, em dois momentos o tecido ósseo é submetido à pressão: durante a cirurgia e no momento em que o implante começa a receber cargas oclusais. Micromovimentos inferiores a 100 micrômetros estimulam a atividade osteoblástica, e maiores que 150 micrômetros podem resultar no insucesso da osseointegração.[10,11] Micromovimentos de menor frequência estimulam a formação óssea,[12] porém, quando uma boa estabilidade primária (aproximadamente 45 N/cm) não é obtida, as cargas oclusais provocam micromovimentação do implante, inibindo a osseointegração.

Sendo assim, um fator importante a ser observado na realização das cargas imediata e precoce é alcançar a estabilidade primária durante a instalação do implante. Assim, a micromovimentação pode ser evitada, o que aumenta a possibilidade de sucesso.

> **ATENÇÃO**
>
> Micromovimentos inferiores a 100 micrômetros estimulam a atividade osteoblástica e maiores que 150 micrômetros podem resultar no insucesso da osseointegração. Daí a importância de se buscar a estabilidade primária.[10,11]

Com o intuito de elevar a estabilidade primária do implante e diminuir a micromovimentação na interface osso-implante, diferentes técnicas foram desenvolvidas, tais como: ancoragem bicortical, subinstrumentação durante a osteotomia e/ou uso de osteótomos visando à condensação óssea lateral.

A carga imediata pode ser realizada nas regiões anterior e posterior, porém, devido aos fatores estéticos, essa técnica é mais frequentemente realizada na região anterior e também em desdentados totais, dada a dificuldade em se utilizar uma prótese total removível. Abaixo serão descritas duas técnicas acompanhadas de caso clínico para facilitar o entendimento.

CARGA IMEDIATA EM REGIÃO ESTÉTICA

A carga imediata pode ser realizada em **implantes imediatos**, quando o elemento dentário é extraído e no mesmo ato cirúrgico é realizada a instalação do implante, ou em **implantes mediatos**, quando o tempo de cicatrização é aguardado para, posteriormente, ser realizado um segundo ato cirúrgico para instalação do implante. Nos implantes mediatos, eventualmente pode ser mais fácil a obtenção da estabilidade primária, aumentando a possibilidade de utilização dessa técnica.

Recomenda-se a utilização de **cilindros metálicos** para a confecção de próteses provisórias sobre implantes, visto que eles oferecem maior retenção aos dentes de estoque e resina acrílica ou composta, enquanto os **cilindros plásticos** favorecem o descolamento do dente de estoque do cilindro, comprometendo a prótese provisória. Para facilitar a confecção da prótese provisória, pode-se utilizar dentes de estoque ou dentes provisórios, previamente confeccionados em laboratório. Essas próteses provisórias devem ser unidas ao cilindro de diâmetro correspondente à plataforma do implante utilizado, diretamente na boca. Para essa captura, pode ser utilizada a resina acrílica, que obtém maior adesão à prótese provisória, porém é mais porosa e de difícil polimento, sendo mais passível de incorporação de sangue durante o ato cirúrgico, prejudicando a estética. Também pode-se utilizar resina composta condensável e *flow*, que apresentam adesão reduzida quando comparadas às próteses provisórias de resina acrílica, porém oferecem a vantagem de melhor polimento e consequente obtenção de maior lisura da prótese provisória, o que facilita a acomodação dos tecidos moles.

Após a finalização da prótese provisória, ela deve ser instalada com o torque recomendado pelo fabricante, dependendo da plataforma do implante; e a oclusão deve ser ajustada de maneira a não permitir o contato oclusal na prótese provisória sobre implante na região anterior nos movimentos excursivos durante o período de osseointegração. O ideal é que essa prótese provisória não sofra mais modificações, tal como a realização de torque novamente no parafuso do pilar protético, a fim de evitar os indesejados micromovimentos.

A confecção de prótese provisória em implantes imediatos segue os mesmos conceitos, porém, é importante salientar que, nestes casos, em região estética, é indicado não utilizar retalho (*flapless*), para manutenção do periósteo. Assim, a prótese provisória pode ser utilizada também como auxiliar no vedamento do leito receptor (técnica semelhante ao bio-col) e, como não é realizada incisão, normalmente não é necessária a realização de sutura, o que apresenta como vantagem o fechamento biológico da região, além das vantagens já descritas. O caso clínico apresentado nas figuras 8.1 a 8.18 descreve o protocolo de carga imediata no elemento 21.

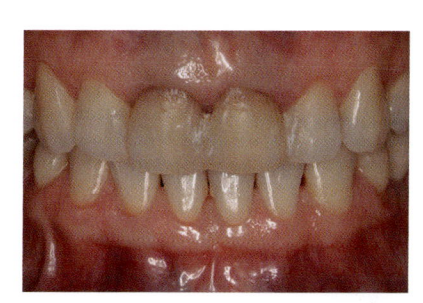

Figura 8.1 – Vista intraoral.

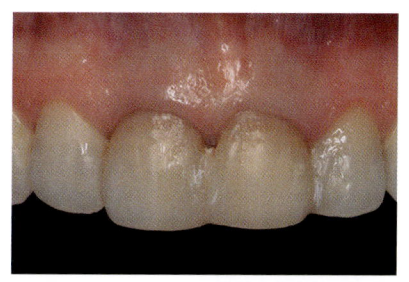

Figura 8.2 – Vista intraoral aproximada.

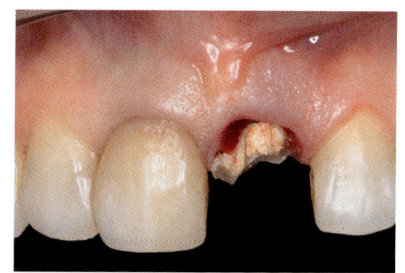

Figura 8.3 – Vista vestibular pós--remoção do fragmento coronário.

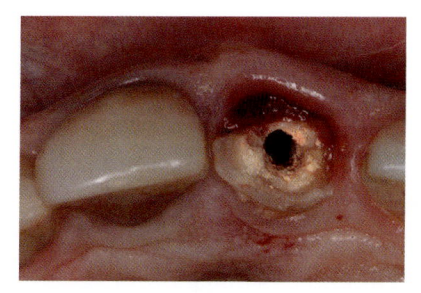

Figura 8.4 – Vista oclusal pós-remoção do fragmento coronário.

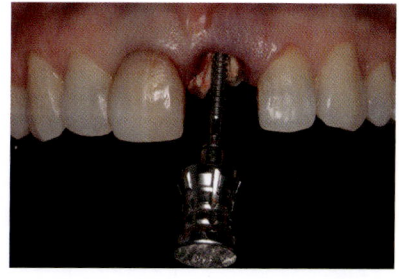

Figura 8.5 – Extrator posicionado para remoção do elemento 21.

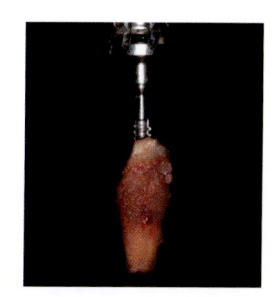

Figura 8.6 – Dente extraído

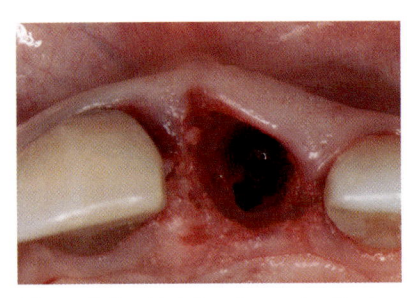

Figura 8.7 – Alvéolo pós-exodontia do elemento 21.

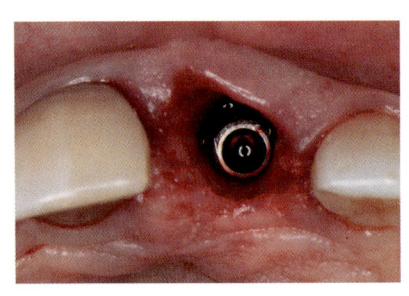

Figura 8.8 – Implante instalado.

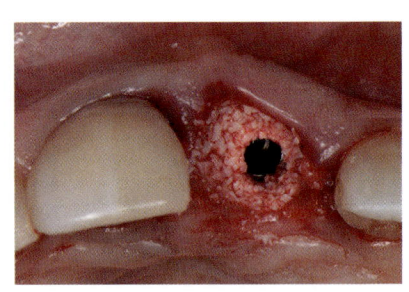

Figura 8.9 – Gap preenchido com biomaterial.

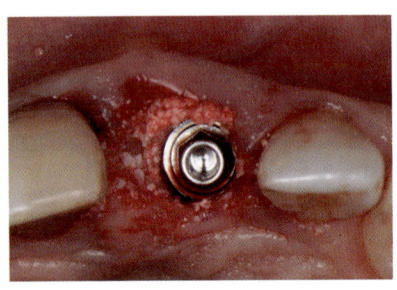

Figura 8.10 – Pilar cônico instalado.

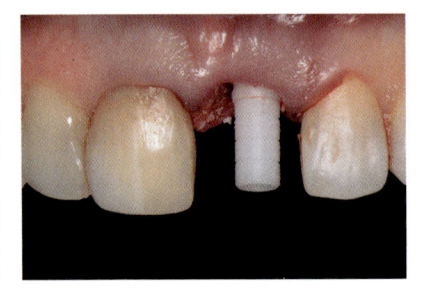

Figura 8.11 – Cilindro calcinável posicionado.

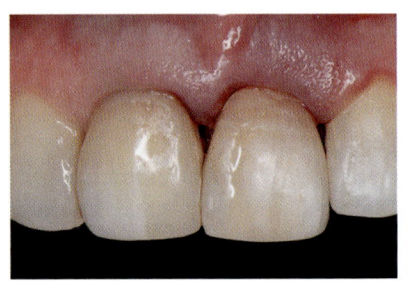

Figura 8.12 – Faceta do dente da paciente capturada com resina composta.

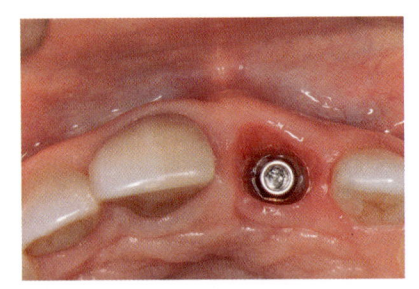

Figura 8.13 – Vista oclusal após remoção da prótese – pós-operatório de 1 ano.

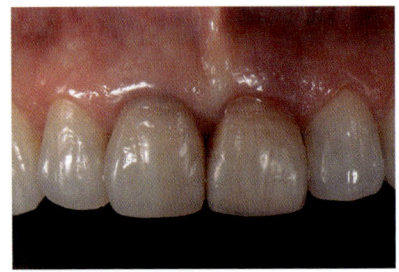

Figura 8.14 – Vista intraoral vestibular. Prótese em função há 1 ano.

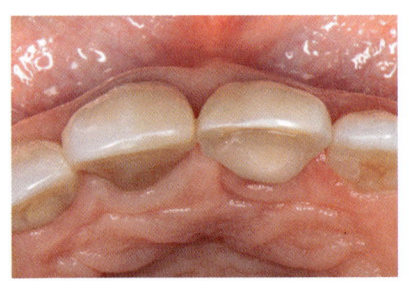

Figura 8.15 – Vista intraoral oclusal.

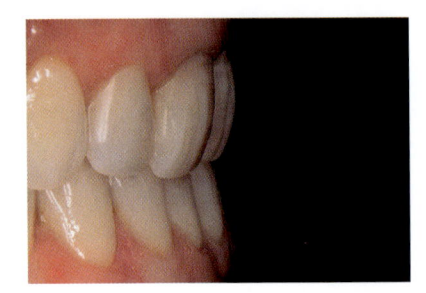

Figura 8.16 – Vista lateral esquerda.

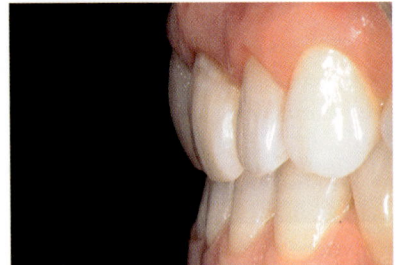

Figura 8.17 – Vista lateral direita.

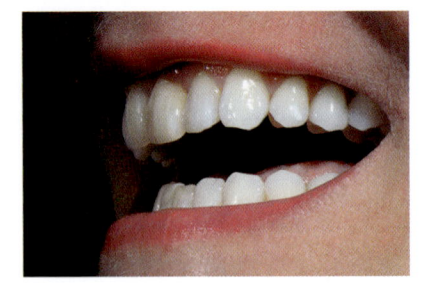

Figura 8.18 – Aspecto clínico final.

Caso clínico realizado pelos Doutorandos em Implantodontia da UFSC, Carolina Schäffer Morsch e Juan Felipe Dumes Montero.

CARGA IMEDIATA EM REGIÃO POSTERIOR

Segue os mesmos passos da técnica descrita acima, porém, como já citado, é menos utilizada por não ser uma região de alto requerimento estético.

CARGA IMEDIATA OU PRECOCE EM DESDENTADOS TOTAIS

A carga imediata é amplamente indicada e requerida em desdentados totais, visto que muitos pacientes se incomodam com o uso de próteses totais durante a fase de cicatrização e osseointegração dos implantes, principalmente pela limitação funcional, inclusive de mastigação, durante o seu uso. Como em desdentados totais existe a necessidade de enviar as próteses para confecção em laboratório, muitas vezes não é possível instalá-las em até, no máximo, 48 horas; nesses casos, a carga, ao invés de imediata, passa a ser chamada de precoce.

Nessas situações, podem-se empregar duas técnicas, direta ou indireta. Na **técnica direta**, utiliza-se uma prótese total que o paciente já possua, ou uma confeccionada previamente à cirurgia. Esta prótese será capturada nos cilindros de titânio, e estes, parafusados sobre os minipilares. Esta técnica apresenta como vantagens: a captura da prótese no próprio consultório, a possibilidade de entrega da prótese no mesmo dia da cirurgia e o custo reduzido. Porém, diferentemente da técnica indireta, não apresenta uma estrutura metálica fortalecendo a estrutura, sendo utilizada somente para a confecção de próteses provisórias.

Na **técnica indireta**, todas as etapas da prótese são realizadas no laboratório, inclusive a sua captura, apresentando como vantagem a durabilidade e a estética e, como desvantagem, o custo e o tempo necessário para confecção. Nessa técnica, podem-se confeccionar próteses provisórias ou mesmo definitivas imediatas.

Sabe-se que, para uma reabilitação eficaz com implantes, o planejamento é imprescindível, sendo ainda mais necessário ao se realizar carga imediata, visto que, no dia da cirurgia, todas as etapas da prótese precisam ter sido realizadas e ela deve estar pronta ou praticamente pronta, para instalação.

Em um protocolo provisório, após a instalação dos implantes é feita a moldagem de transferência utilizando o guia cirúrgico, e o laboratório confeccionará um protocolo provisório sem barra metálica, com um fio metálico para evitar fraturá-lo. Uma das desvantagens desta técnica é que, após o período de osseointegração, o paciente deverá retornar para substituição da prótese provisória por uma definitiva. Outra desvantagem é a possibilidade de fratura da prótese provisória. A vantagem reside, principalmente, em protocolo superior, pois após a cirurgia ocorre a reabsorção do tecido ósseo e a estética pode ser prejudicada se a prótese definitiva foi instalada imediatamente.

Se o objetivo for instalar imediatamente a prótese definitiva, torna-se necessário realizar todas as etapas da prótese, sendo elas:

- Moldagem anatômica do rebordo e do antagonista;
- Ajuste do plano de cera;
- Prova da montagem dos dentes;
- Confecção do guia cirúrgico.

LEMBRETE

O planejamento é imprescindível para uma reabilitação eficaz com implantes, especialmente ao se realizar carga imediata, pois no dia da cirurgia todas as etapas da prótese precisam ter sido realizadas e ela deve estar pronta para instalação.

Com o guia pronto a cirurgia é realizada, posicionando os implantes de acordo com o planejamento protético. Ao final, os intermediários são instalados sobre a plataforma dos implantes, a sutura simples é realizada entre eles e a transferência é realizada da mesma maneira que a convencional, porém substituindo a moldeira pelo guia cirúrgico, que servirá como uma moldeira individual. Com base nas referências da montagem prévia, o técnico em prótese dentária deve confeccionar a barra metálica, que deve ser provada no mesmo dia ou no dia posterior, de acordo com a disponibilidade do mesmo; se a barra estiver adaptada, os dentes são montados sobre ela e, posteriormente, a prótese é acrilizada, estando pronta para instalação em no máximo 48 horas para a carga imediata, ou em 1 semana quando se utiliza a carga precoce. Se a barra não adaptar passivamente, da mesma maneira que na carga convencional, é possível realizar a sua solda onde esta foi cortada. Após a finalização, a prótese é instalada com o torque indicado pelo fabricante, e a oclusão deve ser ajustada de maneira a alcançar contatos bilaterais bem distribuídos. Tal técnica encontra-se melhor exemplificada na descrição do caso clínico apresentado nas Figuras 8.19 a 8.29.

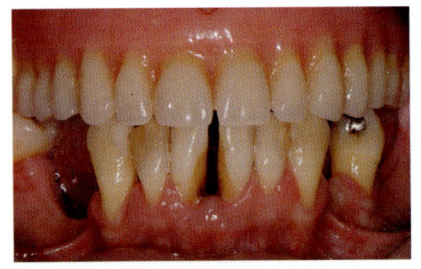

Figura 8.19 – Foto inicial. Paciente desdentado total superior e portador de prótese total, com mutilação do arco inferior.

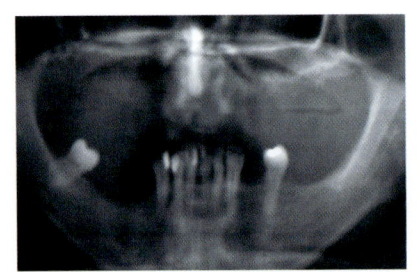

Figura 8.20 – Raio X panorâmico.

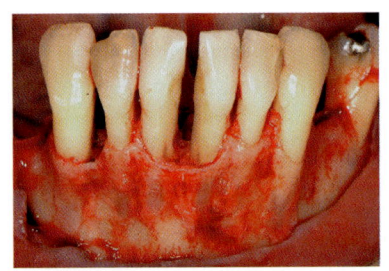

Figura 8.21 – Visão dos dentes inferiores após rebatimento de retalho total.

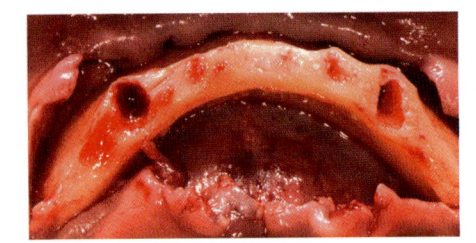

Figura 8.22 – Rebordo inferior após exodontia dos dentes remanescentes e aplainamento.

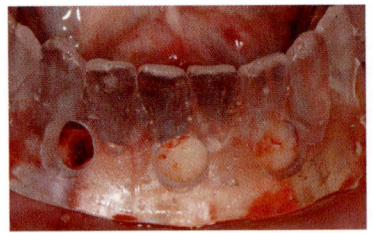

Figura 8.23 – Guia cirúrgico em posição e com paralelizadores, avaliando a angulação das perfurações para posterior instalação dos implantes dentários.

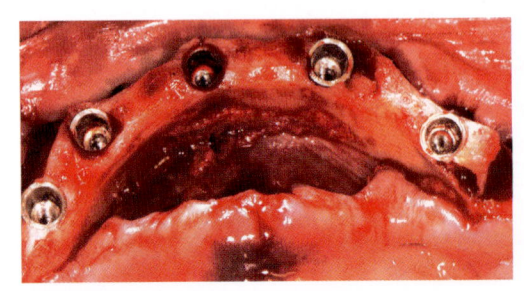

Figura 8.24 – Implantes instalados.

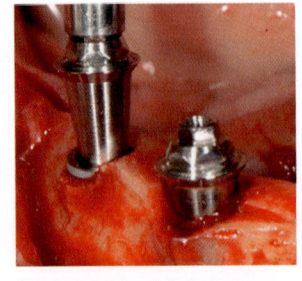

Figura 8.25 – Minipilares sendo instalados.

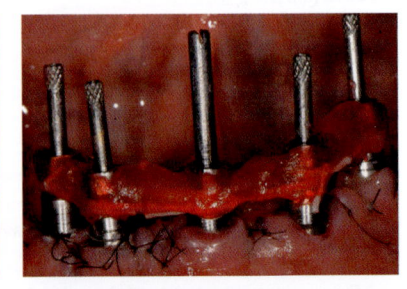

Figura 8.26 – Transferentes quadrados unidos com resina acrílica.

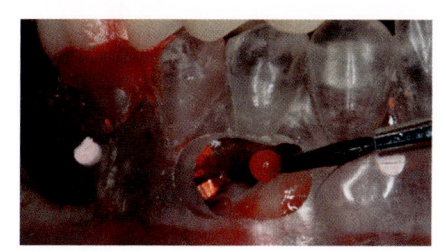

Figura 8.27 – União dos transferentes ao guia multifuncional para moldagem de transferência.

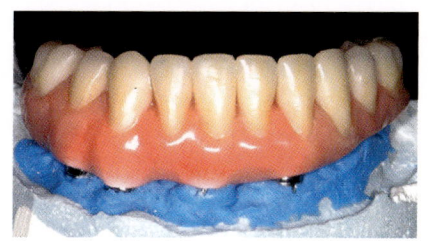

Figura 8.28 – Após prova da barra metálica e da montagem dos dentes, a prótese foi acrilizada.

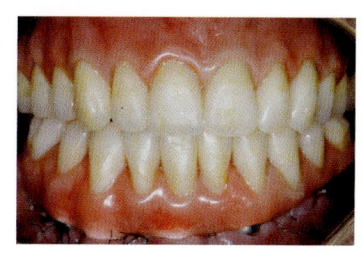

Figura 8.29 – Vista intraoral das próteses definitivas.

Caso clínico realizado pelo Doutorando em Implantodontia da UFSC, Leonardo Vieira Bez.

Eventualmente, os pacientes optam por reabilitar apenas 1 arcada, superior ou inferior. Nesses casos, é importante salientar a importância de avaliar a condição dos dentes ou da prótese antagonista e, se ele utilizar uma prótese total em condições inadequadas, esta deve ser substituída conjuntamente, mesmo que seja por uma prótese provisória, para possibilitar a obtenção de uma correta oclusão e consequente estabilidade dos implantes.

Quando se utiliza técnicas como a cirurgia guiada, em que os implantes são instalados em uma cirurgia minimamente invasiva e com o auxílio de um guia que impossibilita a alteração da posição dos implantes, a técnica da carga imediata fica facilitada, pois muitas vezes a prótese pode inclusive ser confeccionada anteriormente à realização da cirurgia, visto que já se sabe a posição final dos implantes.

Entende-se que a maior indicação de carga precoce é para desdentados totais, nos casos em que as próteses só ficam prontas após 48 horas, já que nos demais casos a carga imediata é mais utilizada, pois evita uma segunda intervenção no período de cicatrização, o que pode gerar incômodos ao paciente.

CONSIDERAÇÕES FINAIS

Está evidente que a mudança no protocolo de aplicação da carga é, atualmente, uma realidade científica, porém, a sua indicação não deve ser generalizada a todos os casos clínicos. Estudos sugerem que a função imediata em próteses fixas parciais ou unitárias é viável em condições específicas, principalmente relacionadas à densidade óssea, às forças aplicadas aos implantes, à geometria do implante, assim como à estabilidade primária. Cada caso deve ser analisado individualmente, porém, em geral, melhor densidade óssea é encontrada na mandíbula, assim como na região anterior que recebe menos forças do que a posterior.

9

Superfícies de implantes dentários

JÚLIO CÉSAR MATIAS DE SOUZA
JOSÉ SANDRO PEREIRA DA SILVA
FERNANDO GABRIEL OLIVEIRA
LUÍS AUGUSTO ROCHA
RICARDO DE SOUZA MAGINI

INTRODUÇÃO

Desde os estudos desenvolvidos por Branemark (1969), a implantodontia tem alcançado avanços tecnológicos e sucesso clínico significativos no que diz respeito à aplicação de sistemas de implantes dentários e maxilofaciais.[1-3] A taxa atual de instalação dos implantes provavelmente aumentará nos próximos anos, não apenas devido ao crescimento e/ou ao envelhecimento da população, mas também em razão das altas taxas de sucesso clínico.[3]

Nos últimos anos, atenção tem sido dada ao desenvolvimento de diferentes tipos de superfícies e formas geométricas de sistemas de implantes dentários à base de titânio.[4] Consequentemente, a taxa de sucesso clínico dos sistemas de implantes, de aproximadamente 89% após 10 a 15 anos, tem sido diretamente relacionada ao processo de **osseointegração** da superfície do implante propriamente dito e à **estabilidade** da interface implante-tecido ósseo a longo prazo.[3,5] O entendimento da influência das características de superfície dos materiais sobre a **biocompatibilidade** e o processo de osseointegração tem sido particularmente importante para o sucesso clínico dos sistemas de implantes. Ainda, as características morfológicas e os tipos de conexões dos sistemas de implantes dentários são determinantes sobre a disposição e a condição fisiológica dos tecidos peri-implantares.[6-9]

OBJETIVOS DE APRENDIZAGEM

- Conhecer os aspectos físicos e químicos de diferentes tipos de superfície de implantes dentários
- Conhecer técnicas atuais de modificação de superfícies de implantes dentários
- Relacionar as propriedades de superfície ao processo de osseointegração

SISTEMAS DE IMPLANTES DENTÁRIOS

Um sistema de implante dentário é basicamente dividido em dois componentes estruturais: **implante dentário propriamente dito**; e **pilar protético**, universalmente chamado de *abutment*. Estes componentes são conectados sob carga e consequente fricção de superfícies de contato mediante a aplicação de torque sobre um parafuso que atravessa o pilar e é rosqueado dentro da conexão interna do implante propriamente dito (Fig. 9.1). Os dois componentes estruturais também podem ser conectados pelo sistema de roscas do próprio pilar protético. O valor de torque aplicado varia para cada sistema ou fabricante.

Antes da conexão com o componente ou pilar protético, o implante dentário propriamente dito é posicionado ou instalado com a sua maior área de superfície externa rosqueável em contato com o tecido ósseo, determinando uma área de superfície osseointegrável (Fig. 9.1). Já a extremidade de conexão ao pilar protético, podendo ser chamada de plataforma ou módulo de crista, torna-se exposta ao meio ambiente oral. Sistemas de implantes de corpo único, ou seja, onde pilar protético e implante consistem em um componente estrutural único, também são comercialmente disponíveis para aplicação em determinados casos clínicos.

Materiais à base de titânio ainda são selecionados em primeira escolha, para fabricar tanto o implante propriamente dito quanto o pilar protético.

Especificamente, o titânio comercialmente puro (Ti CP), grau II ou IV, é usado para fabricar o implante dentário propriamente dito, considerando suas propriedades biológicas e mecânicas. Já o pilar protético é fabricado a partir de ligas de titânio, como é o caso da liga Ti-6Al-4V, devido à sua superior resistência mecânica necessária para suportar cargas oriundas da mastigação transferidas pelas estruturas protéticas (Fig. 9.1). Pilares de ligas de titânio associados com cerâmicas, como a zircônia estabilizada com ítria, também são oferecidos por algumas indústrias de implantes dentários para prover melhores resultados estéticos.

Vale salientar que estudos *in vitro* têm reportado um potencial tóxico e mutagênico de íons e nanopartículas de Ti, Al e V, liberados durante o processo de reação química e corrosão destas ligas, em contato com fluidos fisiológicos.[7,10-12] Sendo assim, ligas à base de titânio, incluindo outros elementos como zircônio (Zr), nióbio (Nb) e tântalo (Ta), estão sendo testadas para que possam substituir as ligas de Ti6Al4V.[6,13]

Sistemas de implantes cerâmicos à base de zircônia estabilizada com ítria também têm sido propostos; no entanto, são necessários estudos a longo prazo considerando várias condições clínicas de reabilitação para que possam ser aplicados com alto nível de confiabilidade.

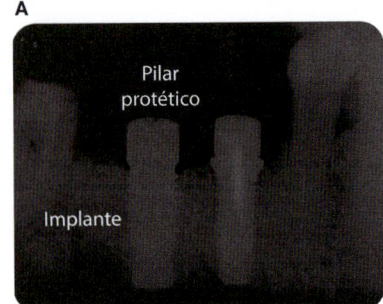

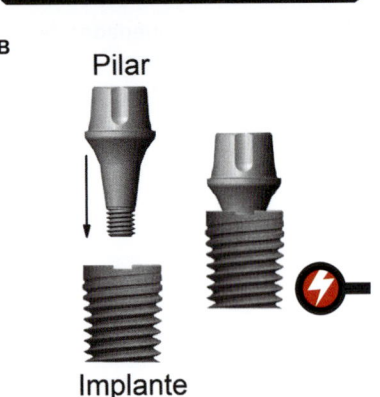

Figura 9.1 – (A) Radiografia de dois sistemas de implantes dentários osseointegrados. (B) Ilustração esquemática do sistema de implante dentário do tipo cone Morse.

Foto gentilmente cedida pelo Doutor em Implantodontia pela UFSC, Cesar Augusto Magalhães Benfatti.

SUPERFÍCIE DE TITÂNIO

O titânio comercialmente puro (Ti CP) é reportado na literatura como um material com alta resistência à corrosão em soluções fisiológicas e uma excelente biocompatibilidade.[6,14,15] Propriedades como baixa densidade (4,5 g/cm^3), combinada com baixa condutividade termoelétrica e alta resistência mecânica tornam esse material atraente na implantodontia.

Em um tempo extremamente curto, em torno de 30 milisegundos após acabamento, a superfície do Ti CP é coberta por uma camada fina de óxido de titânio composta comumente por TiO_2 com espessura variando entre 1 a 20 nm.[18,19] Pode-se encontrar também TiO, TiO(OH) ou Ti_2O_3 na composição da camada de óxido de titânio após contato com água deionizada. O Ti_2O_3 formado em contato com ar é rapidamente convertido para $TiO(OH)_2$ e em seguida para TiO_2, após reação com moléculas de H_2O.[20,21] Além disso, cálcio e fósforo são incorporados na camada de óxidos após implantação em tecido ósseo, o que favorece o processo de osseointegração.[18]

A camada de óxidos é, muitas vezes, denominada de filme passivo, pois possui uma estrutura estável e compacta, o que indica a sua alta resistência à corrosão em solução fisiológica.[6,14,15] A alta biocompatibilidade do Ti CP é atribuída ao filme passivo em sua superfície, proporcionando uma interação com moléculas protéicas do plasma sanguíneo quando implantado. Entretanto, a formação e estabilidade do filme passivo depende do pH do meio e da presença de substâncias corrosivas ao filme de óxido de titânio.[6,14,15,22] A camada de TiO_2 é também modificada em presença de H^+ encontrado em meio ácido, o que poderá resultar em $Ti(OH)_3^+$. Estudos prévios têm revelado corrosão do titânio e suas ligas em meios contendo substâncias corrosivas como fluoretos, ácido lático ou peróxido de hidrogênio.[15,22-24]

A ocorrência de corrosão, localizada na superfície de Ti CP, na forma de pites, é descrita como resultante da presença de concentrações de no mínimo 30 ppm de HF, formado pela dissociação de altas concentrações de fluoretos terapêuticos (p. ex., fluoreto tópico).[25] Consequentemente, a superfície é modificada em morfologia, gerando perda de material e maior rugosidade.[15,26] Da mesma forma, a composição química da camada de óxido de titânio é alterada, revelando a presença de $Ti(OH)_2F^+$ e sais como $[TiF_6]_2^-$, TiF_4, $[TiF_6]_3^-$ e $TiOF_2$.[25]

Sendo assim, superfícies de titânio expostas ao meio oral, como pilares protéticos ou plaforma de implantes dentários, podem ser suscetíveis ao processo de corrosão, dependendo da concentração das substâncias corrosivas circundantes.[15,24] Considerando o processo industrial, substâncias corrosivas, como ácido hidrofluorídrico (HF), podem ser úteis para a modificação da topografia de superfícies de titânio, aumentando a rugosidade e a área de superfície disponível para o processo de osseointegração.

Biocompatibilidade

Capacidade de um material de estimular uma resposta biológica apropriada em uma determinada aplicação no organismo. A biocompatibilidade depende das condições do hospedeiro, das propriedades do material e da localização anatômica em que o material é aplicado.[16,17]

MÉTODOS DE MODIFICAÇÃO FÍSICA E QUÍMICA DE SUPERFÍCIE DE IMPLANTES

Nos últimos anos, inúmeras pesquisas têm sido realizadas a fim de aprimorar o processo de osseointegração dos implantes dentários em um período de 12 semanas na maxila e de 6 semanas na mandíbula.[2,27,28]

A **osseointegração** é um processo de conexão direta estrutural e funcional entre a superfície do implante propriamente dito e o tecido ósseo, sem a interposição de tecido conjuntivo fibroso.[1,2,27,29] A **primeira fase** do processo de osseointegração é denominada de osteocondução, que consiste no recrutamento e migração de células osteogênicas à superfície do implante resultante da ativação de plaquetas sanguíneas e presença de fatores de crescimento como PDGF, PGE2 e TGF-β. A **segunda fase** envolve a formação do "novo" osso pela mineralização da matriz interfacial equivalente ao que ocorre na linha de cemento de tecido ósseo natural. **A última fase** consiste no processo lento de remodelação óssea.[29]

Diferentes tratamentos de superfície estão disponíveis comercialmente com eficácia clínica comprovada (> 95% acima de 5 anos) tais como jateamento com partículas de óxido de silício (SiO_2), óxido de titânio (TiO_2) ou óxido de alumíno (Al_2O_3); jateamento com plasma de titânio; subtração por reação com substâncias ácidas; implantação iônica e revestimento/modificação com fosfato de cálcio.[18,31]

Muitos desses estudos objetivam reduzir o tempo de osseointegração, modificando a estrutura da superfície em escala micro e nanométrica e aumentando a rugosidade ou porosidade na superfície dos implantes dentários. Estudos na literatura têm demonstrado que a rugosidade da área externa dos implantes de titânio afeta o grau de osseointegração.[32] Além da rugosidade, a composição química é outra variável importante para a posição óssea peri-implantar, pois influencia na energia de superfície. Portanto, a energia da superfície irá determinar a molhabilidade e a hidrofilia da superfície,[33,34] o que relaciona-se à adsorção de moléculas provenientes do ambiente fisiológico.[35-37] Os implantes com alta energia de superfície apresentam melhor molhabilidade e maior afinidade por adsorção de proteínas, resultando em uma maior velocidade de osseointegração.[38]

Osseointegração
Processo de conexão direta estrutural e funcional entre a superfície do implante propriamente dito e o tecido ósseo, sem a interposição de tecido conjuntivo fibroso.

Molhabilidade
Medida do ângulo de contato crítico formado pelo escoamento de uma gota de líquido em uma superfície. Este dado pode ser expresso em tensão superficial crítica (dinas/cm^2). O material com tensão superficial crítica de 20 a 30 dinas/cm^2 exibe mínima adesividade biológica.

LEMBRETE
A energia na superfície de um sólido é maior do que no seu interior, pois as ligações atômicas encontram-se incompletas na superfície.[33]

MICRO E NANOTEXTURIZAÇÃO DE SUPERFÍCIES

O processo inicial de fabricação de sistemas de implantes à base de titânio consiste em um processo de usinagem de barras fundidas de titânio e suas ligas. Superfícies usinadas podem ser submetidas a um processo de abrasão por jateamento de partículas abrasivas de aproximadamente 250 μm, como óxido de alumínio (Al_2O_3), óxido de silício (SiO_2) ou óxido de titânio (TiO_2).[39] Em seguida, as superfícies microtexturizadas são condicionadas sob vibração ultrassônica em soluções ácidas, entre elas: ácido clorídrico (HCl); ácido hidrofluorídrico (HF); ácido nítrico (HNO_3) e o ácido sulfúrico (H_2SO_4). Geralmente, o material é imerso em duas substâncias ácidas (p. ex., HNO_3 e HF), por aproximadamente 10 minutos sob vibração ultrassônica a uma temperatura de 60 a 100 °C. Vale salientar que o processo de remoção das partículas abrasivas tem sido otimizado industrialmente, evitando a permanência de partículas abrasivas embricadas na superfície, o que ocorria quando a técnica foi inicialmente aplicada. Este tipo de superfície, jateada e imersa em substâncias ácidas, é conhecida comercialmente como **SLA** e pode atingir valores de rugosidade média (*Ra*) entre 1,1 a 2,7 μm, aumentando a área de contato no processo de integração óssea (Fig. 9.2). Além disso, a morfologia desta superfície aprimora o processo de osteocondução com a adesão de fibrina e de células osteogênicas, resultando em aposição de tecido ósseo diretamente sobre a superfície do implante.

Outras técnicas oriundas da indústria eletrônica, como a litografia e aplicação de laser, podem ser aplicadas para texturizar a superfície em escala nanométrica, revelando bons resultados na adesão de células osteogênicas à superfície.[40]

Um processo adicional de modificação de superfície SLA com contínua submersão do implante em solução isotônica mantém a superfície quimicamente estável, aumentando a sua reatividade e aposição óssea durante as fases iniciais da osseointegração.[41,42] Esta superfície é conhecida como SLA active ou SLA modificada. Estudos têm revelado uma alta hidrofilia e molhabilidade para as superfícies SLA modificadas, resultando em aumento da área de superfície osseointegrável nas primeiras 4 semanas de osseointegração.[42-45] Demais estudos têm revelado que o crescimento e a aglomeração dos osteoblastos nas superfícies SLA modificadas produzem marcadores de diferenciação caracterizados pelo aumento da atividade da fosfatase alcalina e da síntese da osteocalcina, criando um microambiente osteogênico, por meio da maior produção de reguladores osteogênicos como PGE2 e TGF-β1.[36,37]

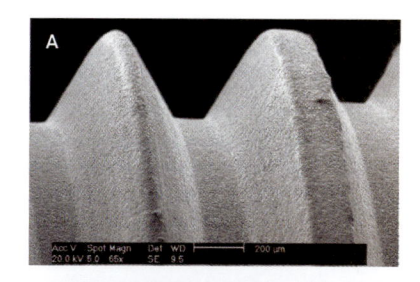

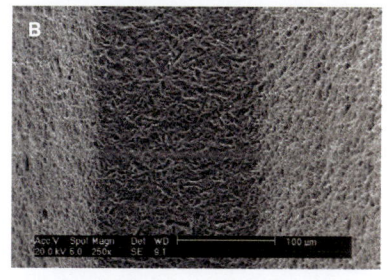

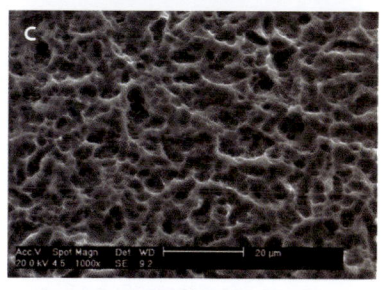

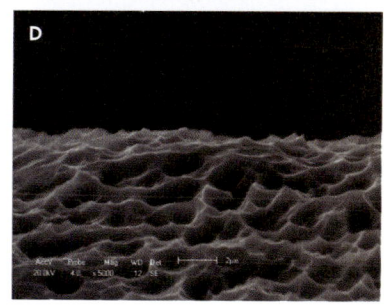

Figura 9.2 – Topografia de superfícies de Implantes dentários SLA (Neodent®, Curitiba, Brasil). Micrografias obtidas em modo elétrons secundários em aumentos de 65x (A), 250x (B), 1000x (C) e 5000x (D).

Foto gentilmente cedida pelo Doutor em Implantodontia pela UFSC, Cesar Augusto Magalhães Benfatti.

ANODIZAÇÃO

A anodização é outro método de modificação de superfície, já comercialmente adotado. Neste processo eletroquímico, o titânio é colocado como ânodo em um circuito elétrico, no qual se aplica uma tensão ou corrente elétrica pré-definida, que irá forçar a oxidação da superfície do titânio, criando um filme de óxido com propriedades variáveis, de acordo com as condições de processamento.

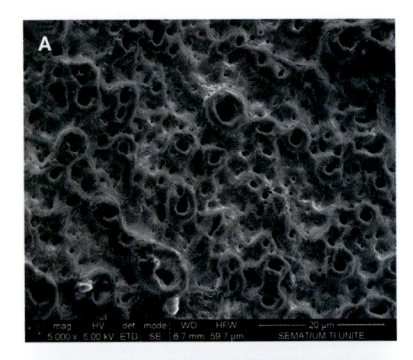

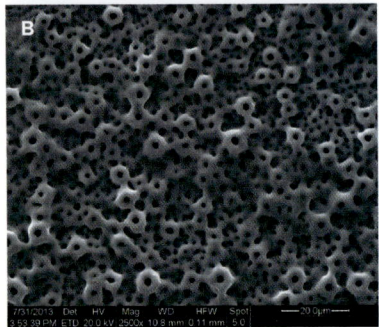

Figura 9.3 – Micrografias obtidas por MEV com aumento de 5000x (escala de 20 µm) em modo elétrons secundários revelando a morfologia de superfícies modificadas por processo de anodização. Superfície porosa de óxido de titânio (Ti Unite Nobel Biocare) (A). Superfície anodizada porosa à base de Ca/P (B).

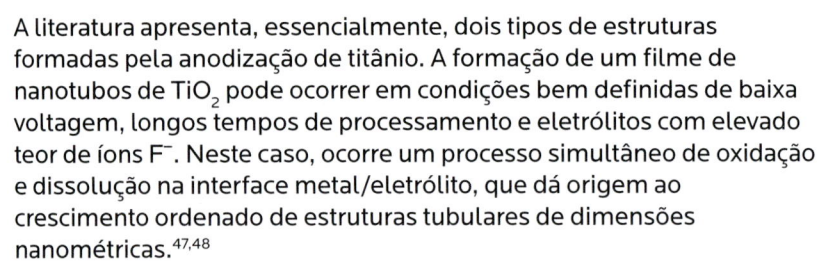

A literatura apresenta, essencialmente, dois tipos de estruturas formadas pela anodização de titânio. A formação de um filme de nanotubos de TiO_2 pode ocorrer em condições bem definidas de baixa voltagem, longos tempos de processamento e eletrólitos com elevado teor de íons F^-. Neste caso, ocorre um processo simultâneo de oxidação e dissolução na interface metal/eletrólito, que dá origem ao crescimento ordenado de estruturas tubulares de dimensões nanométricas.[47,48]

O segundo caso (que pode ser encontrado em superfícies comerciais de implantes dentários) é caracterizado pela aplicação de tensões elétricas muito elevadas, formando um filme mais espesso, mais rugoso e com elevada porosidade (Fig. 9.3A).[49-51] A aplicação de tensões elétricas muito elevadas leva ao rápido crescimento do filme de óxido, que atua como uma barreira à passagem da corrente elétrica no circuito. Porém, quando a tensão elétrica aplicada ultrapassa o limite de ruptura dielétrica do filme, a corrente passa a fluir através do filme sob a forma de microdescargas energéticas que fundem localmente o material, dando origem à estrutura porosa.[52] Este aumento de rugosidade e porosidade da superfície está descrito em vários trabalhos como um fator positivo para a osseointegração do implante.[53-55]

Outra particularidade deste processo é a possibilidade de controlar a composição química e a estrutura cristalina do óxido (Fig. 9.3B). O uso de eletrólitos contendo íons de elementos bioativos como cálcio e fósforo permite a incorporação dos mesmos na estrutura do óxido, originando superfícies com uma maior afinidade química com o tecido ósseo.[55,56] Para além disso, o sobreaquecimento do filme devido às microdescargas de alta energia provoca o aparecimento de fases cristalinas de anatase e rutilo, que alguns autores também consideram um parâmetro influente na bioatividade do material.[58,59]

SAIBA MAIS

Filmes obtidos por anodização apresentam uma elevada resistência à corrosão e ao desgaste mecânico.

Tendo em conta outros aspectos, é também importante ressaltar que os filmes obtidos por anodização apresentam uma elevada resistência à corrosão e ao desgaste mecânico.[60] Trabalhos recentes descrevem a tribocorrosão (ação simultânea de desgaste mecânico em ambiente corrosivo) como um problema que afeta a superfície do implante, não só durante a sua inserção, mas também devido às cargas transmitidas pelos movimentos de mastigação.

O uso de implantes com a superfície anodizada é referido como um meio eficaz de conter/minimizar a degradação da superfície, essencialmente devido às boas propriedades mecânicas das fases cristalinas de anatase e rutilo.[61-64]

TÉCNICAS DE RECOBRIMENTO

Técnicas têm sido propostas com o intuito de revestir as superfícies de implantes com camadas de fosfato de cálcio, principalmente hidroxiapatita (HA). O objetivo após a implantação de implantes revestidos por fosfatos de cálcio é promover a liberação de fosfato de cálcio na região osso-implante, aumentando a saturação de fluidos, a precipitação de apatita contendo proteínas endógenas e estimulando a adesão e o crescimento de células osteogênicas.[29]

Técnicas baseadas em deposição de titânio (TPS) ou hidroxiapatita (HA) por *spray* de plasma têm sido usadas para modificação de implantes dentários de titânio. Esta técnica consiste em injetar pó de titânio ou hidroxiapatita dentro de um sistema de plasma em alta temperatura. As partículas do pó são então projetadas sobre a superfície de titânio, onde compactam após resfriamento, formando um filme de aproximadamente 30 μm de espessura.[31,65,66] A rugosidade média (*Ra*) de superfícies TPS e HA modificadas por *spray* de plasma atinge valores de aproximadamente 7 e 1 μm, o que aumenta a área de superfície para osseointegração.[31,65] No entanto, filmes depositados por esta técnica têm apresentado poros, fissuras e tensões residuais internas e na interface implante-filme, sendo suscetíveis a falhas por fratura e delaminação durante a implantação ou sob carga oclusal.[67]

Com o intuito de produzir filmes e interfaces íntegras, tem ocorrido um crescimento de técnicas de tratamento de superfícies que são ambientalmente limpas. Entre elas está a nitretação iônica, que consiste na deposição de nitretos em superfícies de titânio quando inseridas em plasma de nitrogênio. Além do fator ambiental, várias são as vantagens desta técnica sobre as convencionais, tais como baixa temperatura de tratamento, melhor controle da espessura da camada, tempo de tratamento inferior, uniformidade na espessura da camada, nitretação de partes da peça, entre outras.[68]

A nitretação de implantes de titânio cilíndricos com o mesmo padrão de modelagem de uso corrente no mercado pode gerar superfícies com a formação de nitretos de titânio (TiN ou Ti_2N), de topografia homogênea e com alta molhabilidade, em condições experimentais bem controladas, sugerindo um potencial favorável para aplicação em ambientes biológicos.[69] Além disso, o nitreto de titânio apresenta alta dureza associada a uma alta resistência ao desgaste e baixo coeficiente de atrito. O processo é conhecido como **nitretação iônica** (*ion-nitriding*), **nitretação em descarga luminosa** (*glow discharge nitriding*) ou **nitretação por plasma** (*plasma nitriding*).

O **plasma** pode ser produzido em laboratório pela aplicação de uma diferença de potencial entre dois eletrodos contidos em um sistema hermeticamente fechado e a uma pressão suficientemente baixa. Elétrons e íons gerados são acelerados pelo campo elétrico, colidindo com outras partículas e produzindo, assim, mais íons e elétrons pela seguinte combinação

$$e^- + G^0 \rightarrow G^+ + 2e^-$$

em que G^0 é o átomo ou molécula do gás no estado fundamental e G^+ representa um íon deste gás. Devido a essa produção de cargas, uma corrente elétrica é gerada e varia com a diferença de potencial entre eletrodos. O catodo é a região mais importante no estudo da nitretação iônica, porque é nele que se desenvolve a maioria dos eventos responsáveis pelas características da camada nitretada. Entre estes eventos destaca-se o *sputtering* da superfície, a dissipação de calor pelo bombardeio das partículas, a criação de defeitos na rede cristalina do catodo (substrato), a deposição de nitretos, a adsorção e a difusão de nitrogênio.[68]

SAIBA MAIS

O **plasma** pode ser produzido em laboratório pela aplicação de uma diferença de potencial entre dois eletrodos contidos em um sistema hermeticamente fechado e a uma pressão suficientemente baixa.

A técnica de nitretação em plasma na configuração de catodo oco foi introduzida recentemente para a modificação de implantes de titânio de uso clínico e amostras experimentais, por meio de um dispositivo que gera plasma altamente excitado e com densidade aumentada sob temperatura controlada (200-500 °C). Implantes cilíndricos foram submetidos a um plasma contendo a mistura de N_2 20% e H_2 80% em pressões de 150 e 250 Pa, temperaturas de 400, 450 e 500 °C durante 1 e 2 horas. A caracterização de superfície mostrou que esse tipo de plasma é eficaz na formação de camadas de nitretos, principalmente TiN e Ti_2N, com alta hidrofilia e biocompatibilidade, e na alteração da topografia, produzindo rugosidade média *Ra*, variando de 0,2 a 0,8 μm (Fig. 9.4).[68,70,71]

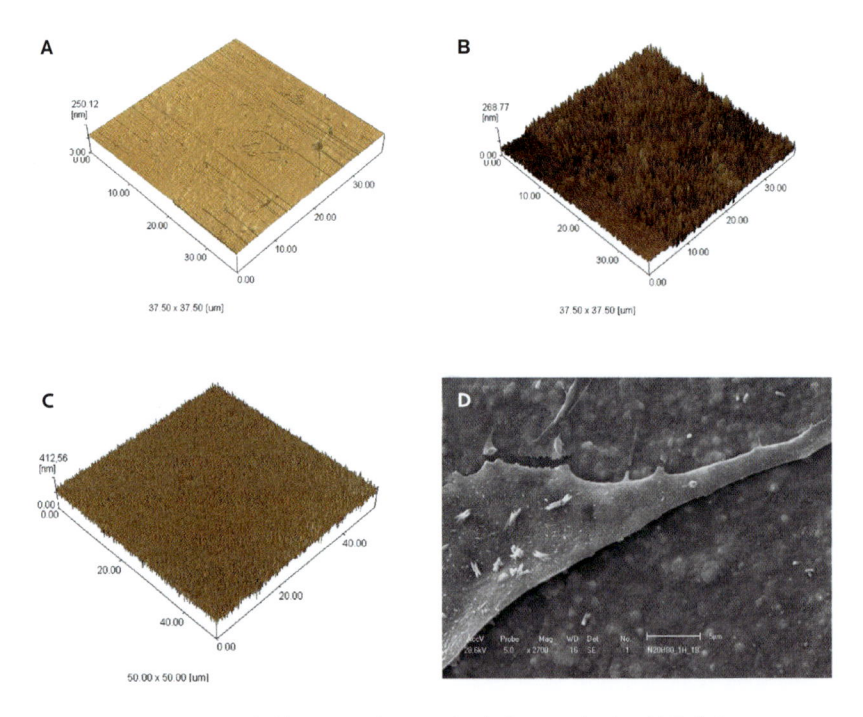

Figura 9.4 – Imagens obtidas por microscopia de força atômica (AFM) de amostra polida com solução de sílica coloidal (A) e nitretada com diferentes configurações de plasma (B,C). Micrografia obtida por MEV em modo elétrons secundários com aumento de 2700x (escala de 5 μm), revelando adesão celular em superfície de titânio nitretada (D).

MODIFICAÇÃO DE SUPERFÍCIE EM SOLUÇÕES CONTENDO FOSFATO DE CÁLCIO

Com o propósito de mimetizar a deposição natural de cristais de apatita de fosfatos de cálcio sobre a superfície de implantes, métodos laboratoriais foram desenvolvidos para promover a precipitação de fosfatos de cálcios sobre titânio em meios fisiológicos simulados.[18,31] Este método envolve a nucleação heterogênea e o crescimento de cristais formados pela relação Ca/P sobre a superfície do implante em temperatura e pH similares aos encontrados no corpo humano. Duas etapas são apresentadas neste processo **biomimético**:

1) As superfícies dos implantes de titânio são tratadas em solução alcalina para formar grupos hidroxila (OH) sobre a superfície e formar pontos de nucleação cerâmica;
2) A nucleação heterogênea e o crescimento de fosfato de cálcio são iniciados pela união química entre aglomerados nanoparticulados formando uma matriz não organizada estabilizada por íons magnésio.[72] Este método pode envolver uma ampla variedade de fosfatos de cálcio que podem ser depositados como fosfato octacálcio ou apatita carbonada sintética.[72,73]

Estudos têm revelado que os revestimentos biomiméticos com fosfatos de cálcio são rapidamente solubilizados e absorvidos por osteoclastos em comparação aos revestimentos a plasma.[74]

Outro método envolve a eletrodeposição de fosfato de cálcio, aplicando uma corrente elétrica sobre o titânio (cátodo) e um eletrodo como ânodo (platina). Este método eletroquímico é geralmente realizado em soluções com pH ácido, formando revestimentos de bruxita, que é posteriormente convertida em apatita pelo processo hidrotérmico. Em meio fisiológico simulado, o processo eletroquímico permite que apatita carbonada seja depositada sobre titânio. O método eletroquímico possui eficácia e reprodutibilidade de produzir filmes de fosfato de cálcio com maior velocidade e com espessura controlada.[75]

LEMBRETE

O método eletroquímico possui eficácia e reprodutibilidade de produzir filmes de fosfato de cálcio com maior velocidade e com espessura controlada.

SUPERFÍCIES REVESTIDAS POR POLÍMEROS BIOINTEGRÁVEIS OU FUNCIONALIZADAS COM BIOPOLÍMEROS

Superfícies de titânio podem ser também revestidas com polímeros. Alguns exemplos são o polietilenoglicol (PEG) ou poli-(L-lisina)-g-PEG.[18] A ideia de revestimento com materiais poliméricos baseia-se no intuito de incorporar medicamentos (p. ex., antimicrobianos) nestes materiais, para que possam ser liberados ao longo do tempo. Um método utilizado para revestimento com PEG foi a electrodeposição aplicando-se um potencial catódico de -0,5 V vs. eletrodo calomelano (SCE) por 300 segundos. Durante a voltagem, as terminações NH_3^+ do PEG migram e são depositadas sobre o titânio.[18]

Métodos promissores são criados com a proposta de revestir superfícies de implantes com fatores de crescimento, especialmente com proteínas morfogenéticas (BMPs), fator de crescimento de transformação beta (TNF-β), TGF-β1, fatores de crescimento derivados de plaquetas (PDGF) e à base de insulina (IGF-1 e 2).[31] O desafio é fazer com que os fatores de crescimento sejam liberados de forma gradual e não em uma única dose.

Outra ideia baseia-se em depositar substâncias à base de bifosfonatos sobre a superfície de implantes, que controlem a remodelação óssea, aumentando a densidade óssea local.[31] As superfícies com maior afinidade a bifosfonatos são as superfícies modificadas eletroquimicamente por fosfatos de cálcio.[31] Entretanto, as limitações estão em controlar a dose ideal destas substâncias, determinante para a remodelação óssea.[76]

CONSIDERAÇÕES FINAIS

O estudo de materiais para fabricação de superfícies de implantes dentários tem se tornado um tema desafiador, impulsionado por problemas clínicos e sempre em busca de um maior índice de sucesso. Nesse aspecto, o desenvolvimento de superfícies é um ponto crítico, de modo que as propriedades físicas e químicas da superfície de um implante influenciam o tipo e a intensidade de interação com proteínas e células osteogênicas, determinando a interface implante-osso.

Diversos métodos estão sendo desenvolvidos ou aprimorados para alcançar os objetivos esperados, considerando um menor tempo de osseointegração e aumentando a taxa de sucesso de reabilitações orais suportadas por implantes. Lembrando que a saúde do paciente é sempre o objetivo principal de todo e qualquer avanço tecnológico.

Manutenção dos implantes

10

RICARDO DE SOUZA MAGINI
JUAN FELIPE DUMES MONTERO
EMILIANA ANTUNES MENEGAZZO
CESAR AUGUSTO MAGALHÃES BENFATTI
JÚLIO CÉSAR MATIAS DE SOUZA
CINTIA SCHIOCHETT

INTRODUÇÃO

Nos primórdios da implantodontia, a preocupação era com a obtenção previsível da osseointegração. Atualmente, o objetivo terapêutico fundamental é a manutenção da integridade marginal, isto é, a inexistência de doença peri-implantar, recessão marginal e/ou perda papilar. Neste contexto, o nível da crista óssea é fator determinante para o posicionamento da margem da mucosa peri-implantar e presença de papila.[1] A adoção de estratégias de manutenção da saúde periodontal/peri-implantar torna-se imprescindível para o sucesso longitudinal da prótese implantossuportada.

A terapia de manutenção é essencial para a prevenção do aparecimento ou recorrência das doenças peri-implantares. Esta etapa do tratamento baseia-se na epidemiologia das doenças peri-implantares, indicadores de risco e definição de sucesso terapêutico.

OBJETIVOS DE APRENDIZAGEM

- Compreender a diferença entre sobrevivência e sucesso na periodontia e na implantodontia
- Revisar conceitos das doenças periodontais
- Conhecer as doenças peri-implantares, mucosite e peri-implantite

EPIDEMIOLOGIA, ETIOLOGIA E PATOGÊNESE DAS DOENÇAS PERI-IMPLANTARES

A epidemiologia é uma ciência que estuda quantitativamente a distribuição, a incidência (número de casos novos da doença que iniciaram no mesmo local e período) e a prevalência (número total de casos da doença existentes em um determinado local e período) dos eventos de saúde/doença, e seus fatores condicionantes e determinantes nas populações.[2] A epidemiologia constitui-se uma ferramenta relevante, pois fornece conhecimento precípuo para o diagnóstico, a prevenção, o tratamento e a terapia de manutenção, para uma determinada patologia. Logo, a epidemiologia é também indispensável para prover entendimento suplementar para a prevenção e o tratamento das doenças peri-implantares.

Pereira advoga o equívoco da compreensão dos eventos de "saúde" e "doença" como processo binário de presença/ausência. Este é um raciocínio simplista para fenômenos complexos. Entende-se que é um processo evolutivo entre "saúde" e "doença" que, dependendo de cada indivíduo, poderá seguir cursos diversos. Adicionalmente, nem sempre os limites entre um e outro são precisos.[2]

Nesta circunstância, deve-se ponderar sobre o modelo (conjunto de teorias sobre a etiologia e patogênese) das doenças peri-implantares. Tal modelo é, provavelmente, semelhante ao das doenças periodontais, nas quais o gatilho é o biofilme bucal, contudo, é essencial a suscetibilidade do hospedeiro (sua exposição a fatores e indicadores de risco).

As doenças periodontais são manifestações patológicas da resposta do hospedeiro à agressão do biofilme na interface dente/gengiva.[4] A gengivite induzida pelo biofilme é uma resposta inflamatória crônica ao acúmulo de biofilme supragengival. A periodontite é uma doença inflamatória crônica que resulta de uma complexa infecção polimicrobiana, que promove a destruição tecidual como consequência da perda da homeostasia da microbiota subgengival e a defesa do hospedeiro, em indivíduos susceptíveis.[4]

A gengivite possui prevalência universal e precede as periodontites. Porém, poucos sítios com gengivite evoluem para periodontite. A inexistência das periodontites sustenta-se na prevenção e tratamento das gengivites e diminuição ou eliminação da exposição do hospedeiro aos indicadores/fatores de risco. A variabilidade da destruição tecidual das periodontites pode ser atribuída à exposição ao meio ambiente e à susceptibilidade do hospedeiro. As periodontites possuem etiologia multifatorial. As bactérias são essenciais, contudo, podem ser insuficientes para promover o aparecimento e a progressão das periodontites. Fatores do hospedeiro (p.ex., hereditariedade) e ambientais (p.ex., tabagismo) são igualmente importantes.[5]

As doenças periodontais são sítio-específicas. Os grupos de risco para as doenças periodontais podem ser subdivididos em:

- Indivíduos de risco (maior probabilidade de ocorrência e concentração das doenças periodontais);
- Sítios de risco (áreas/faces com maior probabilidade de perda de inserção e reabsorção óssea).

Indivíduos totalmente dentados ou parcialmente edêntulos, com bolsas periodontais não tratadas, podem representar um reservatório significativo de patógenos periodontais, para a reinfecção dos sítios adjacentes, após a terapia periodontal ativa.[6,7] Para evitar a

Fator de risco

Característica ou exposição, determinada por estudos longitudinais, que decreta o aumento da probabilidade de ocorrência de uma doença.

Indicador de risco

Característica ou exposição, determinada por estudos transversais, que sugerem aumento da probabilidade de ocorrência de uma doença.

Risco

Probabilidade de ocorrência de uma doença em algum momento da vida do indivíduo de risco.

ATENÇÃO

Estudos longitudinais prospectivos sobre a história natural das doenças peri-implantares são de relevância extrema, pois promoverão o conhecimento dos fatores de risco para a suscetibilidade do hospedeiro. E, a partir destas observações, as ações preventivas e curativas poderão ser programadas.[3]

LEMBRETE

A resposta do hospedeiro é tão relevante quanto a agressão do biofilme.

transmissão intraoral de patógenos periodontais de bolsas recentemente instrumentadas (raspagem/alisamento radicular), o conceito do protocolo *Full-Mouth* foi proposto pelo grupo de Leuven da Bélgica (Quadro 10.1).[8]

Hipotetizou-se que a instrumentação (raspagem/alisamento radicular) convencional por quadrantes ou sextantes, com uma ou 2 semanas de intervalo entre as sessões, pode promover a reinfecção dos sítios instrumentados, antes do término da terapia realizada.[8]

> **ATENÇÃO**
> As ações preventivas devem focar na identificação dos indivíduos e sítios de risco.

QUADRO 10.1 — Protocolo *Full-Mouth* original

Raspagem/alisamento supra e subgengival da boca toda, em um período de 24h (2 sessões). Para desinfecção de reservatórios bacterianos, em cada uma dessas visitas a língua deve ser escovada com gel de clorexidina a 1% e aplicação de *spray* de clorexidina a 1%, e recomenda-se bochechar, durante 2 semanas (2 ×/dia por 2 minutos), com clorexidina a 0,2%; e após 8 dias, irrigação subgengival de todas as bolsas periodontais com clorexidina a 1%.[7,8]

Na atualidade, a substituição de dentes perdidos por prótese implantossuportada é a terapia de eleição. Os implantes osseointegrados possuem alta taxa de sucesso criterioso, e os resultados podem ser mantidos por longos períodos. Todavia, as doenças peri-implantares podem colocar em risco os implantes e, por conseguinte, as respectivas reabilitações protéticas. E, adicionalmente, podem afetar a saúde dos indivíduos acometidos.[8,10,11]

> **ATENÇÃO**
> A terapia anti-infectiva prévia à colocação do(s) implante(s) é indispensável.

Os fracassos do(s) implante(s) podem ser classificados como "precoce", caso venham a ocorrer antes, e "tardio", se surgem posteriormente à carga funcional.[8] O desafio atual está em identificar os indivíduos de risco aos fracassos "precoce" e/ou "tardio". As peri-implantites estão associadas aos fracassos "tardios". As doenças peri-implantares estão presentes de duas formas: mucosite e peri-implantite.

As doenças peri-implantares são de natureza infecciosa. A mucosite representa uma lesão inflamatória que reside na mucosa peri-implantar.[12] Assim, a mucosite compara-se com a sua homóloga localizada ao redor dos dentes, isto é, gengivite induzida pelo biofilme. Especula-se que as patogêneses da gengivite e da mucosite fundamentalmente se equivalem. Ambas representam uma resposta do hospedeiro à agressão (acúmulo) do biofilme supragengival e supramucosal, respectivamente. Portanto, a mucosite é, obviamente, precursora da peri-implantite, assim como a gengivite é da periodontite. Consequentemente, a prevenção e o tratamento da mucosite é pré-requisito para a prevenção da peri-implantite.[13]

Estudo clínico recente, com modelos experimentais de gengivite/mucosite, revelou a reversibilidade da mucosite em nível de biomarcadores (MMP8 e IL-1β) de amostras de fluido sulcular.[16]

Mucosite

É um processo inflamatório reversível, localizado nos tecidos moles peri-implantares, sem perda óssea.[14,15]

Embora a mucosite seja um processo inflamatório reversível, um estudo recente de mucosite/gengivite experimentais, constatou uma resposta inflamatória clinicamente mais pronunciada na mucosite. Assim, 3 semanas de retomada de controle de biofilme podem ser insuficientes para reverter tal patologia.[16]

A formação do biofilme na superfície do implante não difere do que ocorre no dente, mas pode ser influenciada por rugosidades superficiais. Contudo, não existe comprovação que tal diferença influencie o desenvolvimento de peri-implantites.[17]

A colonização bacteriana sobre as superfícies dos implantes ocorre rapidamente.[15] O desenvolvimento de uma camada de biofilme, sobre o implante, parece ser crítico para o aparecimento das doenças peri-implantares e pode, possivelmente, ser responsável por alterar a biocompatibilidade do titânio. As doenças peri-implantares têm sido associadas, predominantemente, com bactérias anaeróbias gram-negativas.[18]

Pontoriero e colaboradores[18] avaliaram as respostas clínicas e microbiológicas, em humanos, da gengivite/mucosite experimentais. Os resultados não apresentaram diferenças significativas. O estudo demonstrou uma relação causa-efeito similar entre o acúmulo de biofilme e o desenvolvimento da mucosite, como o evidenciado pelo estudo clássico de Löe e colaboradores,[19] para a gengivite.

Em resumo, existe privação de evidência para sustentar a possibilidade de respostas distintas, entre a mucosa peri-implantar e a gengiva, para a agressão do biolfilme. A formação inicial de biofilme promoveu lesões, após 3 semanas, de tamanhos e composições similares. No entanto, existe a possibilidade de respostas diferentes, no dente e no implante, com a persistência do biofilme por períodos prolongados. Clinicamente, os sinais e sintomas das gengivites/mucosites são indistinguíveis,[13] apesar das diferenças estruturais entre os tecidos da gengiva e a mucosa peri-implantar. Embora apresentem desigualdades nos desenvolvimentos dos epitélios juncionais, no dente e implante, há carência de comprovação de diversidade estrutural e funcional. O "selamento epitelial" ao redor do implante é considerado idêntico ao do dente.[13]

SAIBA MAIS

A mucosite ocorre em aproximadamente 80% dos indivíduos (50% dos sítios) reabilitados com prótese implantossuportada.[12]

A desigualdade estrutural está nos compartimentos dos tecidos conjuntivos supracristais, uma vez que a mucosa peri-implantar é destituída da inserção conjuntiva, pela ausência de fibras de Sharpey (possui uma adesão conjuntiva). Postula-se que o aumento na proporção de colágeno para fibroblasto e a diminuição da vascularização possam ter influência no aparecimento e progressão da mucosite.[13]

Observa-se que o escasso conhecimento sobre as doenças peri-implantares é resultante da epidemiologia ainda incipiente destas patologias e de razões éticas. O dilema da definição de doença (mucosite ou peri-implantite) deve ser solucionado. Isto posto, estudos têm utilizado diferentes metodologias e critérios para diferenciar doença, o que gera taxas de prevalência e incidência diferenciadas.

Enquanto a mucosite reside nos tecidos moles peri-implantares, a peri-implantite também afeta o tecido ósseo de suporte. Se a mucosite não difere, fundamentalmente, da gengivite, a peri-implantite pode divergir da periodontite em extensão, composição celular da lesão e taxa de progressão.[17]

Um processo autolimitante, com uma "cápsula protetora" de tecido conjuntivo, parece predominar nas periodontites; já nas peri-implantites, tal desenvolvimento pode estar ausente.[17]

SAIBA MAIS

A peri-implantite afeta entre 28% e 56% dos indivíduos (12% e 40% dos sítios) portadores de próteses implantossuportadas.[12]

PREVENÇÃO E TRATAMENTO

As terapias propostas para as doenças peri-implantares são fundamentadas nas evidências disponíveis para prevenção, tratamento e terapia de manutenção das doenças periodontais. É notória a exiguidade de estudos longitudinais prospectivos para comprovação dos fatores de risco relacionados com as doenças peri-implantares. Assim, existem supostos indicadores de risco sugeridos por pesquisas transversais. Dentre estes, foram identificados e destacados higiene oral inadequada, histórico de periodontites, diabetes melito e tabagismo.[12] Conclui-se que a prevenção e o tratamento das doenças peri-implantares devem incluir abordagens anti-infectivas e diminuir/eliminar a exposição do hospedeiro aos indicadores de risco. Todavia, a geometria das roscas e a rugosidade superficial dos implantes podem facilitar a formação de biofilme. Logo, a instrumentação mecânica constitui-se no elemento básico para o tratamento da mucosite e peri-implantite.

Estudos longitudinais prospectivos sobre a história natural das doenças peri-implantares são de relevância extrema, pois promovem o conhecimento dos fatores de risco para a suscetibilidade do hospedeiro. A partir destas observações, é possível programar as ações preventivas e curativas.[20]

O tabagismo e o histórico de periodontites são considerados os principais indicadores de risco às doenças peri-implantares.[20] Revisões sistemáticas e meta-análises têm demonstrado a estreita relação entre tabagismo e ocorrência de peri-implantites.[21] Uma revisão sistemática relatou que os fumantes possuem, em média, quatro vezes maior probabilidade de ter peri-implantites do que os não fumantes.[21]

É consensual que indivíduos portadores de histórico de periodontites apresentem maior risco de desenvolverem peri-implantites. Assim como as doenças periodontais, as doenças peri-implantares são fruto de uma relação bactérias/hospedeiro. As doenças são infecciosas, contudo, o papel do hospedeiro susceptível (exposto aos fatores e/ou indicadores de risco) é relevante. Resumidamente, a doença periodontal não tratada aumentará a probabilidade de contaminação da superfície do implante por patógenos periodontais. Paralelamente, a ausência de alteração do risco do indivíduo susceptível (sem eliminação ou redução de exposição aos fatores e/ou indicadores de risco) às periodontites, o tornará, consequentemente, um paciente de risco à peri-implantite.

Uma revisão sistemática observou que o tratamento mecânico não cirúrgico pode ser efetivo no tratamento das mucosites. Em conjunto, o uso complementar de colutórios antissépticos melhorou o resultado do tratamento mecânico.[15]

Em relação às peri-implantites, outra revisão sistemática concluiu que os resultados da terapia mecânica não cirúrgica são imprevisíveis. A complementação de antibióticos sistêmicos não apresentou sustentação para justificar o seu uso. Inexistiram diferenças significantes que confirmassem o benefício de procedimentos reconstrutivos.[22]

O objetivo primário do tratamento cirúrgico das peri-implantites é o debridamento e a descontaminação da superfície do implante, para a obtenção da resolução da inflamação.

PARA PENSAR

As definições das doenças peri-implantares, mucosite e peri-implantite, são consideradas adequadas. Todavia, os critérios de diagnóstico inda são imprecisos.[17]

Recomenda-se o monitoramento clínico e radiográfico sistemáticos dos tecidos peri-implantares, para a prevenção e o diagnóstico das doenças peri-implantares (mucosites e peri-implantites).

O momento da instalação da prótese deve ser escolhido como critério paramétrico inicial, representativo da homeostasia após a colocação do implante.[17]

Avaliações clínicas e radiográficas devem ser periodicamente obtidas após a instalação da prótese implantossuportada. Objetiva-se estabelecer um parâmetro inicial para o diagnóstico de peri-implantite durante a manutenção do(s) implante(s).[17] No estabelecimento do parâmetro inicial (momento da colocação da prótese), necessita-se avaliar clínica (profundidade de sondagem, nível de inserção clínica e sangramento à sondagem) e radiograficamente (determinações dos níveis ósseos).[17]

Irrefutavelmente, o registro do parâmetro inicial irá se tornar referência para que o desenvolvimento da doença peri-implantar possa ser diagnosticado e acompanhado por exames subsequentes.[17]

Os parâmetros clínicos (índices de placa, profundidade de sondagem, nível de inserção clínica, sangramento à sondagem e mobilidade) e radiográficos utilizados para diagnosticar a doença, avaliar a eficácia terapêutica e mensurar a estabilidade dos tecidos marginais peri-implantares foram herdados da periodontia.[17]

No dente, a profundidade de sondagem corresponde à medida da margem gengival ao final do sulco gengival clínico. No implante, mensura-se da margem da mucosa peri-implantar ao final do sulco peri-implantar. A particularidade estrutural da mucosa peri-implantar (ausência de inserção conjuntiva) permite a adoção de valores de referência maiores para a profundidade de sondagem.[23] Um estudo em cães observou que na saúde peri-implantar a sonda penetrou na adesão conjuntiva – provavelmente, devido aos planos de clivagem decorrentes da ausência de fibras de Sharpey. Esse fato não é observado no periodonto de proteção saudável, onde a sonda limita-se ao epitélio juncional. Verificou-se que a profundidade de sondagem dos implantes apresentou valores ligeiramente maiores (aproximadamente 0,5 mm) do que nos dentes-controle contralaterais saudáveis.[23]

Complementarmente, as profundidades de sondagem dependem do tipo de conexão protética (hexagonal ou cônica), em função da localização do implante em relação ao nível da crista óssea. Quanto mais apical o posicionamento do implante, maior será a profundidade de sondagem.

As conexões hexagonais apresentam, na adesão conjuntiva, fibras colágenas predominantemente paralelas ao longo eixo do implante. Distintamente, nas cônicas, predominam as oblíquas. Logo, pode-se supor que as hexagonais apresentem maior profundidade de sondagem.

SANGRAMENTO À SONDAGEM: A ausência de sangramento à sondagem é preditora de inexistência de doença, em dente e implante.[23] É o parâmetro clínico mais sensível para avaliar a presença de saúde ou de inflamação no periodonto de proteção e/ou mucosa peri-implantar.

NÍVEL CLÍNICO DE INSERÇÃO: No dente, é mensurado da junção amelo-cementária ao final do sulco gengival clínico. É o parâmetro ideal para avaliação longitudinal, por utilizar uma referência fixa (junção amelo-cementária) e não mutável como a margem gengival. No implante, adota-se a medida do nível da junção implante-conexão protética ao final do sulco peri-implantar clínico.

MOBILIDADE: No dente, o aumento de mobilidade não é sinal patognomônico de patologia e resulta da relação coroa clínica/raiz clínica. A mobilidade aumentada é classificada em graus I, II e III. No implante, a mobilidade é sinônima de ausência de osseointegração, ou seja, fracasso.

AVALIAÇÃO POR IMAGEM: É obrigatória para revelar presença/ausência, extensão e tipo de reabsorção óssea. No dente, examina-se a integridade (grau de radiopacidade) das cristas ósseas e a distância destas em relação à junção amelo-cementária. No implante, estima-se o mesmo, mas mensura-se a distância das cristas ósseas em relação a um parâmetro fixo, preferencialmente, o nível da junção implante/pilar protético.[24]

As avaliações clínicas e radiográficas periódicas são primordiais para o aval da previsibilidade da terapia a longo prazo. A análise longitudinal fundamenta-se no conhecimento corrente da história natural da patologia em questão. A implantodontia procura compreender a estabilidade dos tecidos marginais peri-implantares (ausência de reabsorção óssea, recessão marginal e/ou perda papilar). Neste contexto, pela semelhança entre os modelos de doença periodontal e peri-implantar, adotou-se o entendimento da avaliação longitudinal do paciente periodontal para os reabilitados com próteses implantossuportadas. Atualmente, o acompanhamento longitudinal que atesta a inexistência de progressão da doença periodontal e/ou peri-implantar deve ser determinado pela privação da perda de inserção e reabsorção óssea. Logo, as medidas periódicas do nível clínico de inserção e imagens radiográficas padronizadas são consideradas padrão-ouro, para o acompanhamento longitudinal na periodontia e implantodontia.[25] Na apuração da previsibilidade terapêutica, necessita-se diferenciar "sobrevivência" de "sucesso". A "sobrevivência" significa a permanência do dente e/ou implante na cavidade bucal, sem considerar seu desempenho clínico. Contrariamente, o "sucesso" é sustentado na avaliação criteriosa da tríade saúde/função/estética.

LEMBRETE
A maioria dos estudos longitudinais avalia a "sobrevivência" dos dentes periodontalmente tratados e dos implantes.

AVALIAÇÃO LONGITUDINAL DA TERAPIA PERIODONTAL

O tratamento da periodontite está associado, principalmente, às terapias não cirúrgica /cirúrgica e controle dos biofilmes supra e subgengival.[25]

LEMBRETE
O controle dos biofilmes durante a terapia de manutenção é mais fundamental para os resultados do que o tipo de terapia realizada.[25]

Uma revisão sistemática evidenciou que, em bolsas periodontais maiores do que 6 mm, o tratamento cirúrgico resultou em redução superior da profundidade de sondagem e ganho de inserção clínica. Em oposição, nas bolsas periodontais menores do que 6 mm, o tratamento não cirúrgico promoveu melhores resultados clínicos. Assim, as terapias não cirúrgica e cirúrgica mostraram-se eficientes no tratamento das periodontites crônicas.[26] Independentemente do tipo de tratamento, não cirúrgico ou cirúrgico, o controle dos biofilmes é determinante para o sucesso da terapia periodontal a longo prazo.[25]

A importância da terapia de manutenção foi certificada por Axelsson e Lindhe.[27] Neste estudo, após a terapia cirúrgica, montaram-se dois grupos: com manutenção e sem manutenção periódica. Decorridos 6 anos, o grupo com manutenção sistemática manteve os parâmetros clínicos imutáveis. Todavia, o grupo sem terapia de manutenção apresentou perda de inserção em mais de 50% dos sítios.

É possível manter dentes com perda extrema de inserção, com taxas de "sobrevivência" semelhantes aos dos implantes, desde que os indivíduos estejam incluídos em programas de manutenção.[25] A terapia de manutenção respalda-se no controle dos biofilmes supra e subgengival e na alteração da suscetibilidade do hospedeiro.

⚡ A exodontia de dentes periodontalmente comprometidos não altera simplesmente a suscetibilidade do hospedeiro à peri-implantite. Então, deve-se eliminar ou diminuir a exposição aos fatores e/ou indicadores de risco.

AVALIAÇÃO LONGITUDINAL DOS IMPLANTES

🔍 Os fatores de risco conhecidos para as periodontites ainda não contemplam os pré-requisitos para assim serem também denominados para as peri-implantites. Logo, os estudos transversais e de controle de caso sugerem que o histórico de periodontite, o tabagismo, a higiene bucal deficiente e o diabetes melito podem ser considerados indicadores de risco para as doenças peri-implanteres.[25] Adicionalmente, pesquisas sustentam o postulado de que o histórico de periodontite e o tabagismo prejudicam a previsibilidade dos implantes.[25]

O tratamento periodontal prévio e a modificação dos hábitos de higiene bucal são prioridades para a previsibilidade longitudinal dos implantes.

As Figuras 10.1 a 10.10 mostram um caso clínico de paciente em manutenção dos implantes que desenvolveu peri-implantite e necessitou intervenção cirúrgica.

> **ATENÇÃO**
>
> Reforça-se a necessidade de abordagens preventivas em decorrência da previsibilidade baixa da terapia para peri-implantites.[25]

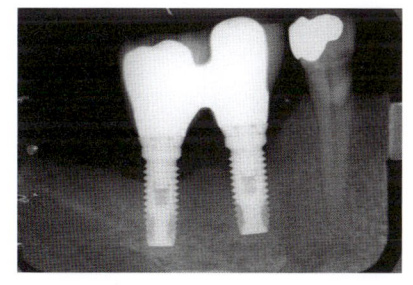

Figura 10.1 – Evidência de perdas ósseas peri-implantares que, associadas ao exame clínico (profundidade de sondagem, nível de inserção e sangramento à sondagem), indicaram o diagnóstico de peri-implantite.

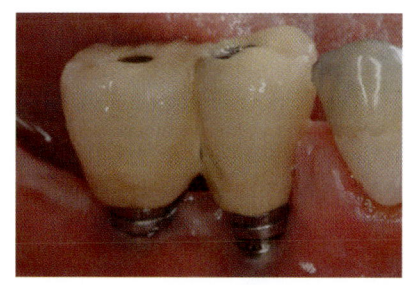

Figura 10.2 – Vista vestibular dos implantes na qual é possível obser as recessões marginais e a ausência de mucosa ceratinizada.

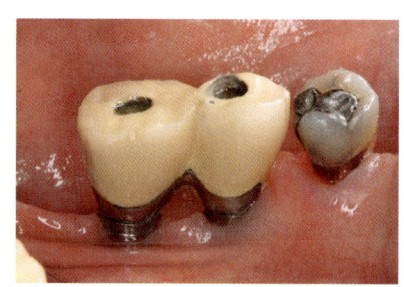

Figura 10.3 – Vista lingual dos implantes na qual é possível observar a área marginal com recessão e ausência de papila.

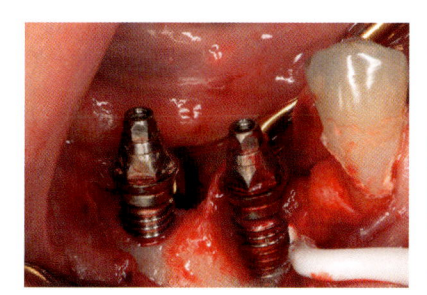

Figura 10.4 – Retalho de espessura total e debridamento.

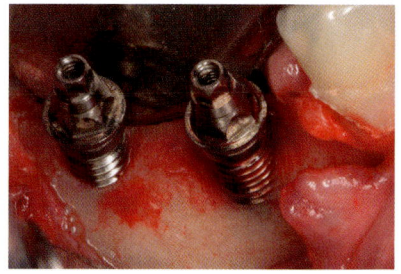

Figura 10.5 – Área debridada e implantes raspados.

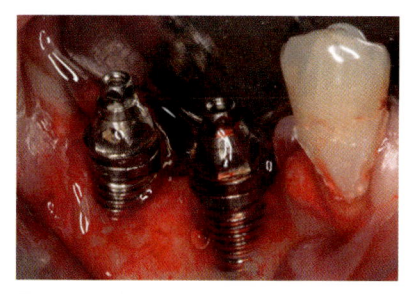

Figura 10.6 – Condicionamento com ácido cítrico pH-1 das superfícies dos implantes (por 3 minutos). Terapia anti-infectiva adicional.

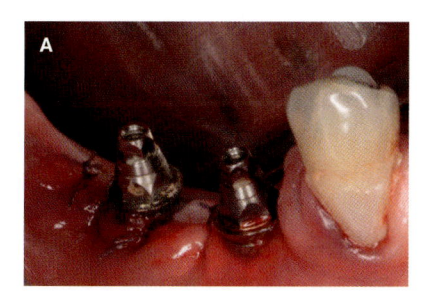

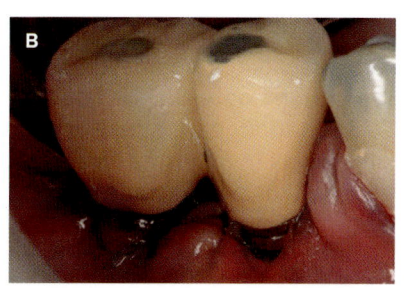

Figura 10.7 – (A-B) Suturas com pontos simples.

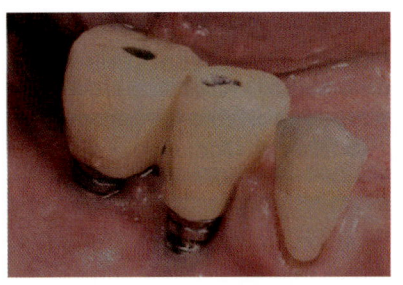

Figura 10.8 – Etapa de manutenção após 6 meses.

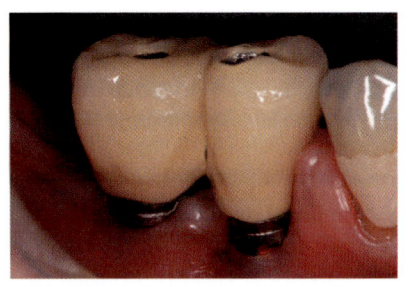

Figura 10.9 – Etapa de manutenção após 1 ano.

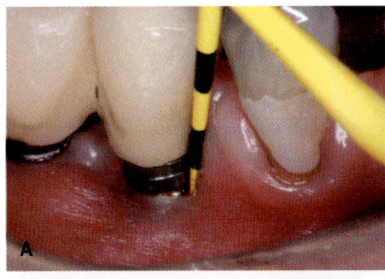

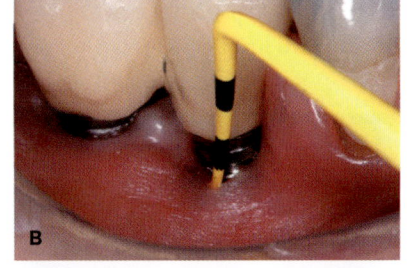

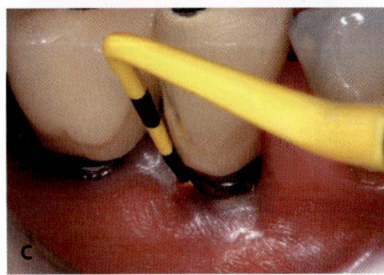

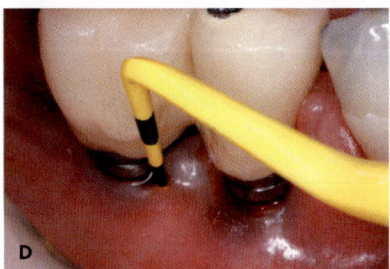

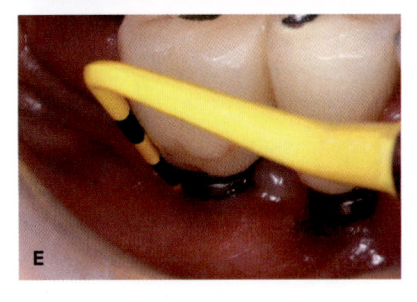

Figuras 10.10 – (A-E) Profundidades de sondagem compatíveis com a normalidade (após 1 ano de manutenção).

Casso clínico realizado pelo Mestre em Implantodontia pela UFSC, Maurício Assunção Preira e pelos Mestrandos em Implantodontia da UFSC, Bruna Barbosa Corrêa e Felipe Damerau Ouriques.

CONSIDERAÇÕES FINAIS

Na avaliação longitudinal de dentes e/ou implantes, deve-se diferenciar "sobrevivência" de "sucesso",[25] pois as estabilidades dos tecidos periodontais e peri-implantares são prioritárias. Neste conceito, as medidas do nível clínico de inserção e as imagens radiográficas padronizadas são consideradas padrão-ouro.[25]

A terapia de manutenção associada com o controle dos biofilmes supra e subgengival são eficientes para estabelecer e prevenir a perda de inserção periodontal. Contudo, deve-se individualizar o programa em relação à suscetibilidade do hospedeiro (eliminação ou redução da exposição aos fatores e/ou indicadores de risco). Em relação aos implantes, o histórico de periodontite e o tabagismo são os indicadores de risco mais importantes para a previsibilidade longitudinal dos implantes. Analogamente aos dentes, nos implantes deve-se realizar uma hierarquização de risco nos níveis de: indivíduo e sítio.

Em resumo, a terapia de manutenção apresenta os seguintes objetivos:[28]

- Prevenir a recorrência e a progressão das doenças periodontal e peri-implantar, em indivíduos que tenham sido tratados para gengivite, periodontite, mucosite ou peri-implantite;
- Prevenir ou reduzir a incidência de perda dental e/ou de implantes pelo monitoramento periódico;
- Aumentar a probabilidade de diagnosticar e tratar, no momento adequado, outras patologias da cavidade bucal.

Referências

Capítulo 1 – Anamnese e exame clínico em implantodontia

1. Ronderos M, Ryder MI. Risk assessment in clinical practice. Periodontol 2000. 2005;34:120-35.
2. Lekholm U, Zarb GA. Patient selection and preparation. In: Branemark PI, Zarb GA, Albrekson T. Tissue-integrated prosthesis: osseointegration in clinical dentistry. Chicago: Quintessence; 1985.
3. Hammerle CHF, Glauser R. Clinical evaluation of dental implant treatment. Periodontol 2000. 2005;34:230-9.
4. Scarso FJ, Barreto MA, Urbino RT. Planejamento estético e cirúrgico protético em implantodontia. São Paulo: Artes Médicas; 2001.
5. Malamed SF. Sedation: a guide to patient management. 4th ed. St Louis: Mosby; 2003.
6. American Society of Anesthesiologists. ASA Physical Status Classification System [Internet]. Schaumburg: ASA; 2014 [capturado em 15 out. 2014]. Disponível em: www.asahq.org/clinical/physicalstatus.htm.
7. Hirsch I, McGrill J, Cryer P. Preoperative management of surgical patients with diabetes mellitus. Anesthesiology. 1991;74(2):346-59.
8. Wahl M. Myths of dental surgery in patients receiving anticoagulant therapy. J Am Dent Assoc. 2000;131(1):77-81.
9. LeResche L, Dworkin SF. The role of stress in inflammatory disease, including periodontal disease: review of concepts and current findings. Periodontol 2000. 2003;30:91-103.
10. Garg J, Messerli A, Bakris G. Evaluation and treatment of patients with systematic hypertension. Circulation. 2002;105(1):2458-61.
11. Goldman L, Caldera DL, Nussbaum SR, Southwick FS, Krogstad D, Murray B, et al. Multifactorial index of cardiac risk in non-cardiac surgical procedures. N Engl J Med. 1977;297(16):845-50.
12. Fleisher L. Evaluation of the patient with cardiac disease undergoing noncardiac surgery: an update on the original AHA/ACC guidelines. Int Anesthesiol Clin. 2002;40(2):109-20.
13. American Diabetes Association. Standards of Medical Care in Diabetes-2014. Diabetes Care. 2014;37 Suppl 1:S14-S80.
14. Jacober SJ, Sowers J. An update on perioperative management of diabetes. Arch Intern Med. 1999;159(20):2405-11.
15. Mariotti A. Laboratory testing of patients with systemic conditions in periodontal practice. Periodontol 2000. 2004;34:84-108.
16. National Osteosporosis Foundation [Internet] Washington: NOF; 2014 [capturado em 15 out. 2014]. Disponível em: http://nof.org/.
17. Otomo-Corgel J. Osteoporosis and osteopenia: implications for periodontal and implant therapy. Periodontol 2000. 2012;59(1):111-39.
18. Moudgil G. the patient with reactive airways disease. Can J Anaesth. 1997;44(5 Pt 2):R77-89.
19. Morton HJV. Tobacco smoking and pulmonary complications after surgery. Lancet. 1944;1:368-70
20. Salvi GE, Lawrence HP, Offenbacher S, Beck JD. Influence of risk factors on the pathogenesis of periodontitis. Periodontol 2000. 1997;14:173-201.
21. Strietzel FP, Reichart PA, Kale A, Kulkarni M, Wegner B, Küchler I. Smoking interferes with the prognosis of dental implant treatment: a systematic review and meta-analysis. J Clin Periodontol. 2007;34(6):523-44.
22. Op Heij DG, Opdebeeck H, van Steenberghe D, Quirynen M. Age as compromising factor for implant insertion. Periodontol 2000. 2003;33:172-84.

Leitura Recomendada

McCarthy FM, Malamed SF. Physical evaluation system to determine medical risk and indicates dental therapy modifications. J Am Dent Assoc. 1979;99(2):181-4.

Capítulo 2 – Exames laboratoriais

1. Misch CE, editor. Implantes dentais contemporâneos. 3. ed. Rio de Janeiro: Elsevier; 2008.
2. Tommasi AF. Diagnóstico em patologia bucal. 3. ed. São Paulo: Pancast; 2002.
3. Araújo A, Gabrielli MFR, Medeiros PJ. Aspectos atuais da cirurgia e traumatologia bucomaxilofacial. São Paulo: Santos; 2007.
4. Tonani PCF, Carrilho Neto A. Exames complementares laboratoriais de interesse para o cirurgião-dentista: manual prático. 2. ed. Curitiba: Maio; 2001.

5. Magini RS, Gomes Jr R. Implantodontia: do sonho à realidade: planejamento. Florianópolis: Multimeios; 2007.

6. Pototski M, Amenábar JM. Dental manegement of patients receiving anticoagulation or antiplatelet treatment. J Oral Sci. 2007;49(4):253-8.

Capítulo 3 – Radiologia aplicada à implantodontia

1. Angelopoulos C1, Aghaloo T. Imaging technology in implant diagnosis. Dent Clin North Am. 2011;55(1):141-58.

2. Frederiksen NL. Diagnostic imaging in dental implantology. Oral Surg Oral Med Oral Pathol Oral Radiol Endod. 1995;80(5):540-54.

3. White SC, Pharoah MJ. Oral radiology: principles and interpretation. 6th ed. St. Louis: Mosby; 2009.

4. Freitas A. Conceito, importância e histórico dos raios X. In: Freitas A, Rosa JE, Souza IF. Radiologia odontológica. 5. ed. São Paulo: Artes Médicas; 2000.

5. Chilvaquer I. Radiologia na implantodontia osteointegrada. In: Freitas A, Rosa JE, Souza IF. Radiologia odontológica. 5. ed. São Paulo: Artes Médicas; 2000.

6. Gibbs SJ. Comparative imaging of the jaws. Curr Opin Dent. 1992;2:55-63.

7. Alder ME. Intraoral digital radiography. Tex Dent J 1995;112(2):31-5.

8. Misch CE. Contemporary implant dentistry. 2nd ed. St. Louis: Mosby; 1999.

9. Hollender L. Radiographic examination of endosseous implants in the jaws. In: Worthington P, Bramemark PI, editors. Advanced osseointegration surgery: applications in the maxillo- facialregion. Chicago: Quintessence; 1992. p. 80-93.

10. Tal H, Moses O. A comparison of panoramic radiography with computed tomography in the planning of implant surgery. Dentomaxillofac Radiol. 1991;20(1):40-2.

11. Klinge B, Petersson A, Maly P. Location of mandibular canal: comparison of macroscopic findings, conventional radiography e computurized tomography. Int J Oral Maxillofac Implants. 1989;4(4):327-32.

12. Passoni ROM. O caso da clínica Céfalo-X: protocolo de diagnóstico
por imagem para implantes osteointegrados como vantagem competitiva [dissertação] Florianópolis: UDESC; 2001.

13. Ranalli OA. La implantologia del nuevo milenio. Buenos Aires: El Fénix; 2002.

14. Frederiksen NL. Specialized radiographic techniques. In: Goaz PW, White SC, editors. Oral radiology: principles and interpretation. 3rd ed. St. Louis: Mosby-Year Book; 1994. p. 266- 90.

15. Frederiksen NL, Benson BW, Sokolowski TW. Rick assesment from film tomography used for dental implant diagnostics. Dentomaxillofac Radiol. 1994;23(3):123-7.

16. Kassebaum DK, Nummikoski PV, Triplett RG, Langlais RP. Cross-sectional radiography for implant assesment. Oral Surg Oral Med Oral Pathol. 1990;70(5):674-8.

17. Passoni ROM. Métodos de diagnóstico por imagem para implantes osseointegrados. In: Magini RS. Enxerto ósseo no seio maxilar. São Paulo: Santos; 2005. p. 69-111.

18. Pasler FA. Radiografias digitais. In: Pasler FA, Visser H. Radiologia odontológica: procedimentos ilustrados. 2. ed. rev. ampl. Porto Alegre: Artmed; 2001.

19. Viana Neto A, Neves PJC, Madruga FATTA, Rocha RS, Carvalho RWF. Cirurgia guiada virtual para reabilitação oral: revisão de literatura e relato de caso. Rev Cir Traumatol Buco-Maxilo-Fac. 2009;9(2):45-52.

20. Thomé G, Sartori IAM, Bernardes SR, Melo ACM. Manual clínico para cirurgia guiada: aplicação com implantes osseointegrados. São Paulo: Santos; 2009.

21. Passoni BB. Comparação clínica e tomográfica de implantes dentários instalados de forma convencional e virtualmente guiados [monografia]. Florianópolis: UFSC; 2011.

22. Casap N, Wexler A, Persky N, Schneider A, Lustmann J. Navigation surgery for dental implants: assessment of accuracy of the image guided implantology system. J Oral Maxillofac Surg. 2004;62(9 Suppl 2):116-9.

Leituras Recomendadas

Freitas A, Rosa JE, Souza IF. Radiologia odontológica. 2. ed. São Paulo: Artes Médicas; 1988.

Welander U, Tronje G, McDavid D. Theory of rotational panoramic radiography. In: Langland OE, Langlais RP, McDavid WD. Panoramic radiology. 2nd ed. Philadelphia: Lea & Febiger; 1989. p. 38-75.

Capítulo 4 – Planejamento reverso

1. Olsson M, Lindhe J. Periodontal characteristics in individuals with varying form of the upper central incisors. J Clin Periodontol. 1991;18(1):78-82.

2. Caplanis N, Lozada JL, Kan JY. Extraction defect assessment, classification, and management. J Calif Dent Assoc. 2005;33(11):853-63.

3. Kan JY, Rungcharassaeng K, Lozada JL. Bilaminar subepithelial connective tissue grafts for immediate implant placement and provisionalization in the esthetic zone. J Calif Dent Assoc. 2005;33(11):865-71.

Leituras Recomendadas

Bianchini MA. Exames pré-operatórios. In: Bianchini MA. O passo- a-passo cirúrgico na implantodontia: da instalação à prótese. São Paulo: Santos; 2008. p. 5-19.

Camargo LOA, Tortamano P, Missaka R. Conduta de planejamento em setores estéticos associados à carga imediata: descrição de caso clínico ImplantNews. 2005;2(2):132-6.

Carvalho NB, Gonçalves SLMB, Guerra CMF, Carreiro AFP. Planejamento em implantodontia uma visão contemporânea. Rev Cir Traumatol Buco-Maxilo-Fac. 2006;6(4):17-22.

Dawson PE. Oclusão funcional: da ATM ao desenho do sorriso. São Paulo: Santos; 2008.

Demuner C, Dias CLCM, Ferreira JRM, Vidigal GMJ. Influencia do posicionamento tridimensional dos implantes osseointegráveis na estética perimplantar: considerações da literatura atual. Rev Bras Implant. 2007;13(1-2):22-5.

Floyd P, Palmer R, Barrett V. Treatment planning for implant restorations. Br Dent J. 1999;187(6):297-305.

Greco GD, Greco IMGG, Greco WCDLG, Greco ACDL. A importância do planejamento protético em implantodontia. ImplantNews. 2010;7(4):533-8.

Misch CE. Prótese sobre implantes. São Paulo: Santos; 2006.

Schou S. Implant treatment in periodontitis-susceptible patients: a systematic review. J Oral Rehabil. 2008;35 Suppl 1:9-22.

Capítulo 5 – Princípios básicos de cirurgia

1. Berini-Aytés L, Gay-Escoda C. Tratado de cirurgia bucal. 2. ed. Madrid: Avances; 1999.

2. Fragiskos F, Alexandridis C, editors. Oral surgery. Heidelberg: Springer; 2007.

3. Palmer RM, Smith BJ, Howe LC, Palmer PJ. Implants in clinical dentistry. 2nd ed. London: CRC; 2011.

4. Peterson LJ, editor. Contemporary oral and maxillofacial surgery. 4th ed. St. Louis: Mosby; 2003.

5. Aldecoa EA, Mayordomo FG. Analgesia y sedación por inhalación con óxido nitroso y oxígeno. Vitoria: Puesta al Día; 1990.

6. Berini-Aytés L, Gay-Escoda C. Anestesia odontológica. 2. ed. Madrid: Avances; 2000.

7. Hobkirk JA, Watson RM, Searson LJJ. Introducing dental implants. Edinburgh: Churchill Livingstone; 2003.

8. Searson L, Gough M, Hemmings K. Implantology in general dental practice. London: Quintessence; 2005.

9. Bianchini MA. O passo-a-passo cirúrgico na implantodontia: da instalação à prótese. Santos: São Paulo; 2008.

10. Fickl S, Zuhr O, Wachtel H, Bolz W, Huerzeler M. Tissue alterations after tooth extraction with and without surgical trauma: a volumetric study in the beagle dog. J Clin Periodontol. 2008;35(4):356-63.

11. Silverstein LH. Principles of dental suturing: the complete guide to surgical closure. Mahwah: Montage Media; 2000.

Capítulo 6 – Protocolo cirúrgico na instalação de implante: conexão hexagonal e cônica

1. Lekholm U, Zarb GA. Patient selection and preparation. In: Brånemark, P-I, Zarb GA, Albrektsson T. Tissue integrated prostheses: osseo integration in clinical dentistry. Chicago: Quintessence; 1985. p.199-209.

Leituras Recomendadas

Barros RR, Novaes AB Jr, Muglia VA, Iezzi G, Piattelli A. Influence interimplant distances and placement depth on peri-implant bone remodeling of adjacent and immediately loaded Morse cone connection implants: a histomorphormetric study in dogs. Clin Oral Implants Res. 2010;21(4):371-8.

Bianchini MA. Passo-a-passo cirúrgico na implantodontia da instalação à prótese. São Paulo: Santos; 2008.

Binon PP. Implants and components: entering the new millennium. Int J Oral Maxillofac Implants. 2000;15(1):76-94.

Castro DS, Araujo MA, Benfatti CA, Araujo CR, Piattelli A, Perrotti V, Iezzi G. Comparative histological and histomorphometrical evaluation of marginal boné resorption around external hexagon and Morse implants: an experimental study in dogs. Implant Dent. 2014;23(3):270-6.

Covani U, Bortolaia C, Barone A, Sbordone L. Bucco-lingual crestal bone changes after immediate and delayed implant placement. J Periodontal. 2004;75(12):1605-12.

Degidi M, Novaes AB Jr, Nardi D, Piattelli A. Outcome analysis of immediately placed, immediately restored implants in the esthetic area: the clinical relevance of different interimplant distances. J Periodontol. 2008a;79(6):1056–61.

Esposito M, Hirsch JM, Lekholm U, Thomsen P. Biological factors contributing to failures of osseointegrated oral implants. (II). Etiopathogenesis. Eur J Oral Sci. 1998;106(3):721-64.

Hermann JS, Cochran DL, Nummikoski PV, Buser D. Crestal bone changes around titanium implants: a radiographic evaluation of unloaded nonsubmerged and submerged implants in the canine mandible. J Periodontol. 1997;68(11):1117-30.

Hermann JS, Buser D, Schenk RK, Higginbottom FL, Cochran DL. Biologic width around titanium implants: a physiologically formed and stable dimension over time. Clin Oral Implant Res. 2000;11(1):1-11.

Magini RS, Gomes Jr R. Implantodontia - do sonho à realidade: planejamento. Florianópolis: Multimeios; 2007.

Misch CE. Judy KWM: patient dental-medical implant evaluation form. Int Cong Oral Implant. 1987.

Misch CE. Implantes dentais contemporâneos. 3. ed. Rio de Janeiro: Elsevier; 2009.

Nentwig GH. Ankylos implant system: concept and clinical application. J Oral Implantol. 2004;30(3):171-7.

Novaes AB Jr, de Oliveira RR, Muglia VA, Papalexiou V, Taba M. The effects of interimplant distances on papilla formation and crestal resorption in implants with a morse cone connection and a platform switch: a histomorphometric study in dogs. J Periodontol. 2006;77(11):1839-49.

Pietrokovski J, Sorin S, Hirschfeld Z. The residual ridge in tooth extraction. J Prosthet Dent. 1967;17:21-27.

Tarnow DP, Cho SC, Wallace SS. The effect of inter-implant distance on the height of inter-implant bone crest. J Periodontol. 2000;71(4):546-9.

Capítulo 7 – Alterações dimensionais pós-exodontia

1. Magin RS, Biachini MA, Schiochett C, Souza JGO, Benfatti CAM. Estratégias para preservação/aumento de rebordo na região anterior. In: Oppermann RV, Rösing CK. Periodontia para todos: da prevenção ao implante.Nova Odessa: Napoleão; 2013. p. 316-331.

2. Grunder U, Gracis S, Capelli M. Influence of the 3-D bone-to-implant relationship on esthetics. Int J Periodontics Restorative Dent. 2005;25(2):113-9.

3. Araújo MG, Lindhe J. Dimensional ridge alterations following tooth extraction: an experimental study in the dog. J Clin Periodontol. 2005;32(2):212-8.

4. Cardaropoli D, Cardaropoli G. Presentation of the post extraction alveolar ridge: a clinical and histologic study. Int J Periodontics Restorative Dent. 2008;28(5):469-77.

5. Tan WL, Wong TL, Wong MC, Lang NP. A systematic review of post-extractional alveolar hard and soft tissue dimensional changes in humans. Clin Oral Implants Res. 2012;23 Suppl 5:1-21.

6. Cardaropoli G, Araújo M, Lindhe J. Dynamics of bone tissue formation in tooth extraction sites: an experimental study in dogs. J Clin Periodontol. 2003;30(9):809-18.

7. Chappuis V, Engel O, Reyes M, Shahim K, Nolte LP, Buser D. Ridge alterations post-extraction in the esthetic zone: a 3D analysis with CBCT. J Dent Res. 2013;92(12 Suppl):195S – 201S.

8. Araújo MG, Linder E, Lindhe J. Bio-Oss collagen in the buccal gap at immediate implants: a 6-month study in the dog. Clin Oral Implants Res. 2011;22(1):1-8.

9. Januário AL, Duarte WR, Barriviera M, Mesti JC, Araújo MG, Lindhe J. Dimension of the facial bone wall in the anterior maxilla: a cone-beam computed tomography study. Clin Oral Implants Res. 2011;22(10):1168-71.

10. Huynh-Ba G, Pjetursson BE, Sanz M, Cecchinato D, Ferrus J, Lindhe J, et al. Analysis of the socket bone wall dimensions in the upper maxilla in relation to immediate implant placement. Clin Oral Implants Res. 2010;21(1):37-42.

11. Schropp L, Wenzel A, Kostopoulos L, Karring T. Bone healing and soft tissue contour changes following single-tooth extraction: a clinical and radiographic 12-month prospective study. Int J Periodontics Restorative Dent. 2003;23(4):313-23.

12. Vignoletti F, Matesanz P, Rodrigo D, Figuero E, Martin C, Sanz M. Surgical protocols for ridge preservation after tooth extraction: a systematic review. Clin Oral Implants Res. 2012;23 Suppl 5:22-38.

13. Hämmerle CH, Araújo MG, Simion M. Evidence-bases knowledge on the biology and treatment of extraction sockets. Clin Oral Implants Res. 2012;23 Suppl 5:80-2.

14. Fickl S, Zuhr O, Wachtel H, Bolz W, Huerzeler M. Tissue alterations after tooth extraction with and without surgical trauma: a volumetric study in the beagle dog. J Clin Periodontol. 2008;35(4):356-63.

15. Blanco J, Nuñes V, Aracil L, Muñoz F, Ramos I. Ridge alterations following immediate implant placement in the dog: flap versus flapless surgery. J Clin Periodontol. 2008;35(7):640-8.

16. Barros RRM, Novaes AB Jr, Papalexiou V. Buccal bone remodeling after immediate implantation with a flap or flapless approach: a pilot study in dogs. Int J Dental ImplBiomaterials. 2009;1(1):45-51.

17. Araújo MG, Lindhe J. Ridge alterations following tooth extraction with and without flap elevation: an experimental study in the dog. Clin Oral Implants Res. 2009;20(6):545-9.

18. Lang NP, Pun L, Lau KY, Li KY, Wong MC. A systematic review on survival and success rates of implants placed immediately into fresh extraction sockets after at least 1 year. Clin Oral Implants Res. 2012;23 Suppl 5:39-66.

19. Schulte W, Kleineikenscheidt H, Lindner K, Schareyka R. The tübingen immediate implant in clinical studies. Dtsch Zahnarztl Z. 1978;33(5):348-59.

20. Hämmerle CH, Chen ST, Wilson TG Jr. Consensus statements and recommended clinical procedures regarding the placement of implants in extraction sockets. Int J Oral Maxillofac Implants. 2004;19 Suppl:26-8.

21. Chen ST, Wilson TG Jr, Hämmerle CH. Immediate or early placement of implants following tooth extration: reviw of biologic basis, clinical procedures and outcomes. Int J Oral Maxillofac Implants. 2004;19 Suppl:12-25.

22. Miyamotto Y, Obama T. Dental cone beam computed tomography analyses of postoperative labial bone thickness in maxillary anterior implants: comparing immediate an delayed implant placement. Int J Periodontics Restorative Dent. 2011;31(3):215-25.

23. Ormianer Z, Piek D, Livne D, Lavi D, Zafrir G, Palti A, et al. Retrospective clinical evaluation of tapered implants: 10-years-up of delayed and immediated placement of maxillary implants. Implant Dent. 2012;21(4):350-6.

24. Strub JR, Jurdzik BA, Tuna T. Prognosis of immediately loaded implant and their restorations: a systematic literature review. J Oral Reabil. 2012;39(9):704-17.

25. Novaes AB Jr, Novaes AB. Immediate implants placed into infected sites: a clinical report. Int J Oral Maxillofac Implants. 1995;10(5):609-13.

26. Novaes AB Jr, Vidigal Júnior GM, Novaes AB, Grisi MF, Polloni S, Rosa A. Immediate implants placed into infected sites: a histomorphometric study in dogs. Int J Oral Maxillofac Implants.1998;13(3):422-7.

27. Novaes AB Jr, Marcaccini AM, Souza SL, Taba M Jr, Grisi MF. Immediate placement of implants into periodontally infected sites in dogs: a histomorphometric study of bone-implant contact. Int J Oral Maxillofac Implants. 2003;18(3):391-8.

28. Crespi R, Capparè P, Gherlone E. Fresh-socket implants in periapical infected sites in humans. J Periodontol. 2010;81(3):378-83.

29. Paolantonio M, Dolci M, Scarano A, d'Archivio D, di Placido G, Tumini V, et al. Immediate implantation in fresh extraction sockets: a controlled clinical and histological study in man. J Periodontol. 2001;72(11):1560-71.

30. Botticelli D, Berglundh T, Lindhe J. Hard-tissue alterations following immediate implant placement in extraction sites. J Clin Periodontol. 2004;31(10):820-8.

31. Wilson TG Jr, Schenk R, Buser D, Cochran D. Implants placed in immediate extraction sites: a report of histologic and histometric analyses of human biopsies. Int J Oral Maxillofac Implants.1998;13(3):333-41.

32. Wilson TG Jr, Carnio J, Schenk R, Cochran D. Immediate implants covered with connective tissue membranes: human biopsies. J Periodontol. 2003;74(3):402-9.

33. Rosa JCM, Rosa DM, Zardo CM, Rosa ACP, Canullo L. Reconstruction of damaged fresh sockets by connective-bone sliver graft from the maxillary tuberosity to enable immediate dentoalveolar retoration (IDR): a clinical case. Implants. 2009;10(3):12-7.

34. Dièz F, Etienne D, Abboud NB, Ouhayoun JP. Bone regeneration in extraction sites after immediate placement of an e-PTFE membrane with or without a biomaterial: a report on 12 consecutive cases. Clin Oral Implants Res. 1996;7(3):277-85.

35. Becker W, Clokie C, Sennerby L, Urist MR, Becker B. Histologic findings after implantation and evaluation of different grafting materials and titanium micro screws into extraction sockets: case reports. J Periodontol. 1998;69(4):414-21.

36. Artzi Z, Tal H, Dayan D. Porous bovine bone mineral in healing of human extraction sockets. Part 1: histomorphometric evaluations at 9 months. J Periodontol. 2000;71(6):1015-23.

37. Froum S, Cho SC, Rosenberg F, Rohrer M, Tarnow D. Histological comparison of healing extraction sockets implanted with bioactive glass or demineralized freeze-dried bone allograft: a pilot study. J Periodontol. 2002;73(1):94-102.

38. Iasella JM, Greenwell H, Miller RL, Hill M, Drisko C, Bohra AA, et al.Ridge preservation with freeze-dried bone allograft and a collagen membrane compared to extraction alone for implant site development: a clinical and histologic study in humans. J Periodontol. 2003;74(7):990-9.

39. 39 .Nevins M, Camelo M, De Paoli S, Friedland B, Schenk RK, Parma-Benfenati S, et al. A study of the fate of the buccal wall of extraction sockets of teeth with prominent roots. Int J Periodontics Restorative Dent. 2006;26(1):19-29.

40. Araújo M, Linder E, Wennström J, Lindhe J. The influence of Bio-Oss Collagen on healing of an extraction socket: an experimental study in the dog. Int J Periodontics Restorative Dent. 2008;28(2):123-35.

41. Araújo MG, Lindhe J. Ridge preservation with the use of Bio-Oss collagen: a 6-month study in the dog. Clin Oral Implants Res. 2009;20(5):433-40.

42. Amler MH. The time sequence of tissue regeneration in human extraction wounds. Oral Surg Oral Med Oral Pathol Oral Radiol Endod. 1969;27(3):309-18.

43. Misch CM. Comparison of intraoral donor sites for onlay grafting prior to implant placement. Int J Oral Maxillofac Implants. 1997;12(6):767-76.

44. Hjørting-Hansen E. Bone grafting to the jaws with special reference to reconstructive preprosthetic surgery: a historical review. Mund Kiefer Gesichtschir. 2002;6(1):6-14.

45. Araújo MG, Lindhe J. Socket grafting with the use of autologous bone: an experimental study in the dog. Clin Oral Implants Res. 2011;22(1):9-13.

46. Becker W, Becker BE, Caffesse R. A comparison of demineralized freeze-dried bone and autologous bone to induce bone formation in human extraction sockets. J Periodontol. 1994;65(12):1128-33.

47. Becker W, Urist M, Becker BE, Jackson W, Parry DA, Bartold M, et al. Clinical and histologic observations of sites implanted with intraoral autologous bone grafts or allografts. 15 human case reports. J Periodontol. 1996;67(10):1025-33.

48. Perelman-Karmon M, Kozlovsky A, Liloy R, Artzi Z. Socket site preservation using bovine bone mineral with and without a bioresorbable collagen membrane. Int J Periodontics Restorative Dent. 2012;32(4):459-65.

Capítulo 8 – Momento da aplicação da carga

1. Branemark PI, Zarb GA, Albrektsson T. Protesis tejido-integradas: la osseointegratión en la odontologia clinica. Berlim: Quintessence; 1987.

2. Adell R, Lekholm U, Rockler B, Brånemark PI. A 15-year study of osseointegrated implants in the treatment of the edentulous jaw. Int J Oral Surg. 1981;10(6):387-416.

3. Branemark PI. Osseointegration and its experimental background. J Prosthet Dent. 1983;50(3):399-410.

4. Skalak, R. Um breve relato sobre a filosofia do procedimento de etapa única versus o de duas etapas para prótese dentária suportada por implante osseointegrado. In: Branemark PI. Branemark Novum Protocolo para reabilitação bucal com carga imediata (same-day teeth): uma perspectiva global. São Paulo: Quintessense; 2001.

5. Schnitman PA, Wohrle PS, Rubenstein JE. Immediate fixed interim prostheses supported by two-stage threaded implants: methodology and results. J Oral Implantol. 1990;16(2):96-105.

6. Piattelli A, Corigliano M, Scarano A, Costigliola G, Paolantonio M. Immediate loading of titanium plasma-sprayed implants: an histologic analysis in monkeys. J Periodontol. 1998;69(3):321-7.

7. Corso M, Sirota C, Fiorellini J, Rasool F, Szmukler-Moncler S, Weber HP. Clinical and radiographic evaluation of early loaded free-standing dental implants with various coatings in beagle dogs. J Prosthet Dent. 1999;82(4):428-35.

8. Jaffin RA, Kumar A, Berman CL. Immediate loading of implants in partially and fully edentulous jaws: a series of 27 case reports. J Periodontol. 2000;71(5)833-8.

9. Weber HP, Morton D, Gallucci GO, Roccuzzo M, Cordaro L, Grutter L. Consensus statements and recommended clinical procedures regarding loading protocols. Int J Oral Maxillofac Implants. 2009;24 Suppl:180-3.

10. Horiuchi K, Uchida H, Yamamoto K, Sugimura M. Imediate loading of Branemark sistem implants following placement in edentulous patients: a clinical report. Int J Oral Maxillofac Implants. 2000;15(6):824-30.

11. Albrektsson T, Jansson T, Lekholm U. Osseointegrated dental implants. Dent Clin North Am. 1986;30(1):151-74.

12. Esposito M, Hirsch JM, Lekholm U, Thomsen P. Biological factors contributing to failures of osseointegrated oral implants. (II). Etiopathogenesis. Eur J Oral Sci. 1998;106(3):721-64.

Capítulo 9 – Superfícies de implantes dentários

1. Brånemark PI, Adell R, Breine U, Hansson BO, Lindström J, Ohlsson A. Intra-osseous anchorage of dental prostheses. I. Experimental studies. Scand J Plast Reconstr Surg. 1969;3(2):81-100.

2. Brånemark PI, Zarb GA, Albrektsson T, editors. Tissue integrated prostheses: osseointegration in clinical dentistry. Chicago: Quintessence; 1987.

3. Klinge B, Hultin M, Berglundh T. Peri-implantitis. Dent Clin North Am. 2005;49(3):661-76.

4. Baggi L, Cappelloni I, Di Girolamo M, Maceri F, Vairo G. The influence of implant diameter and length on stress distribution of osseointegrated implants related to crestal bone geometry: a three-dimensional finite element analysis. J Prosthet Dent. 2008;100(6):422-31.

5. Albrektsson T, Brånemark PI, Hansson HA, Lindström J. Osseointegrated titanium implants. Requirements for ensuring a long-lasting, direct bone-to-implant Anchorage in man. Acta Orthop Scand. 1981;52(2):155-70.

6. Cruz H, Souza JCM, Henriques M, Rocha LA. Tribocorrosion and bio-tribocorrosion in the oral environment: the case of dental implants. In: Davim JP, editor. Biomedical tribology. Hauppauge: Nova Science; 2011. p. 1-33.

7. Broggini N, McManus LM, Hermann JS, Medina R, Schenk RK, Buser D, CochranDL. Peri-implant inflammation defined by the implant-abutment interface. J Dent Res. 2006;85(5):473-8.

8. Teughels W, Van Assche N, Sliepen I, Quirynen M. Effect of material characteristics and/or surface topography on biofilm development. Clin Oral Implants Res. 2006;17 Suppl 2:68-81.

9. Quirynen M, de Soete M, van Steenberghe D. Infectious risks for oral implants: a review of the literature. Clin Oral Implants Res. 2002;13(1):1-19.

10. Manaranche C, Hornberger H. A proposal for the classification of dental alloys according to their resistance to corrosion. Dent Mater. 2007;23(11):1428-37.

11. Urban RM, Jacobs JJ, Tomlinson MJ, Gavrilovic J, Black J, Peoc'h M. Dissemination of wear particles to the liver, spleen, and abdominal lymph nodes of patients with hip or knee replacement. J Bone Joint Surg Am. 2000;82(4):457-76.

12. Wang JJ, Sanderson BJS, Wang H. Cyto- and genotoxicity of ultrafine TiO_2 particles in cultured human lymphoblastoid cells. Mutat Res. 2007;628(2):99-106.

13. Niinomi M. Recent research and development in titanium alloys for biomedical applications and healthcare goods. Sci Technol Adv Mater. 2003;4:445-54.

14. Schiff N, Grosgogeat B, Lissac M, Dalard F. Influence of fluoride content and pH on the corrosion resistance of titanium and its alloys. Biomaterials. 2002;23(9):1995-2002.

15. Souza JCM, Barbosa SL, Ariza E, Celis JP, Rocha LA. Simultaneous degradation by corrosion and wear of titanium in artificial saliva containing fluorides. Wear. 2012;292:82-8.

16. Anusavice KJ. Phillips materiais dentários. 11. ed. Rio de Janeiro: Elsevier; 2005.

17. Williams DF. The Williams dictionary of biomaterials. Liverpool: Liverpool University; 1999.

18. Hanawa T. A comprehensive review of techniques for biofunctionalization of titanium. J Periodontal Implant Sci. 2011;41(6):263-72.

19. Ibris N, Mirza-Rosca JC. EIS study of Ti and its alloys in biological media J Electroanal Chem. 2002;526:53-62.

20. Pourbaix M. Atlas of Electrochemical equilibria in Aqueous Solutions. Houston: Nace; 1974.

21. Blackwood DJ, Peter LM, Williams DE. Stability and open circuit breakdown of the passive oxide film on titanium. Electrochim Acta. 1988;33:1143-9.

22. Souza JCM, Ponthiaux P, Henriques M, Oliveira R, Teughels W, Celis JP, et al. Corrosion behaviour of titanium in the presence of Streptococcus mutans. J Dent. 2013;41(6):528-34.

23. Nakagawa M, Matsuya S, Shiraishi T, Ohta M, Effect of fluoride concentration and pH on corrosion behavior of titanium for dental use. J Dent Res. 1999;78(9):1568-72.

24. Mabilleau G, Bourdon S, Joly-Guilou ML, Filmon R, Baslé MF, Chappard D. Influence of fluoride, hydrogen peroxide and lactic acid on the corrosion resistance of commercially pure titanium. Acta Biomater. 2006;2(1):121-9.

25. Nakagawa M, Matsuya S, Shiraishi T, Ohta M. Effect of fluoride concentration and pH on corrosion behavior of titanium for dental use. J Dent Res. 1999;78(9):1568-72.

26. Faverani LP, Barão VA, Ramalho-Ferreira G, Ferreira MB, Garcia-Júnior IR, Assunção WG. Effect of bleaching agents and soft drink on titanium surface topography. J Biomed Mater Res B Appl Biomater. 2014;102(1):22-30.

27. Ratner BD, Hoffman AS, Schoen FJ, Lemans JE. Biomaterials science: an introduction to materials in medicine. San Diego: Academic; 1996.

28. Puleo DA, Nanci A. Understanding and controlling the bone–implant interface. Biomaterials. 1999;20(23-24):2311-21.

29. Davies J. Understanding peri-implant endosseous healing. J Dent Educ. 2003;67(8):932-49.

30. Gahlert M, Gudehus T, Eichhorn S, Steinhauser E, Kniha H, Erhardt W. Biomechanical and histomorphometric comparison between zirconia implants with varying surface textures and a titanium implant in the maxilla of miniature pigs. Clin Oral Implants Res. 2007;18(5):662-8.

31. Le Guéhennec L, Soueidan A, Layrolle P, Amouriq Y. Surface treatments of titanium dental implants for rapid osseointegration. Dent Mater. 2007;23(7):844-54.

32. Cochran DL, Schenk RK, Lussi A, Higginbottom FL, Buser D. Bone response to unloaded and loaded titanium implants with a sandblasted and acid-etched surface: a histomorphometric study in the canine mandible. J Biomed Mater Res. 1998;40(1):1-11.

33. Callister Jr WD, Rethwishc DG. Fundamentos em ciência e engenhaira de materiais- abordagem integrada. 4. ed. São Paulo: LTC; 2014.

34. Kilpadi DV, Lemons JE. Surface energy characterization of unalloyed titanium implants. J Biomed Mater Res. 1994;28(12):1419-25.

35. Massaro C, Rotolo P, De Riccardis F, Milella E, Napoli A, Wieland M, et al. Comparative investigation of the surface properties of commercial titatium dental implants. Part I: chemical composition. J Mater Sci Mater Med. 2002;13(6):535-48.

36. Zhao G, Schwartz Z, Wieland M, Rupp F, Geis-Gerstorfer J, Cochran DL, Boyan BD. High surface energy enhances cell response to titanium substrate microstructure. J Biomed Mater Res. 1972;6(2):49-58.

37. Qu Z, Rausch-Fan X, Wieland M, Matejka M, Schedle A. The initial attachment and subsequent behavior regulation of osteoblasts by dental implant surface modification. J Biomed Mater Res A. 2007;82(3):658-68.

38. Albrektsson T, Wennerberg A. Oral implant surfaces: Part 1: review focusing on topographic and chemical properties of different surfaces and in vivo responses to them. Int J Prosthodont. 2004;17(5):536-43.

39. Carvalho BM, Pelizzer EP, Moraes SLD, Falcón-Antenucci RM, Ferreira Jr JS. Tratamentos de superfície nos implantes dentários. Rev Cir Traumatol Buco-Maxilo-Fac. 2009;9(1):123-30.

40. Mendonça G, Mendonça DB, Aragão FJ, Cooper LF. Advancing dental implant surface technology-from micron- to nanotopography. Biomaterials. 2008;29(28):3822-35.

41. Steinemann SG. Titanium: the material of choice? Periodontol 2000. 1998;17:7-21.

42. Buser D, Broggini N, Wieland M, Schenk RK, Denzer AJ, Cochran DL, et al. Enhanced bone apposition to a chemically modified SLA titanium surface. J Dent Res. 2004;83(7):529-33.

43. Ferguson SJ, Broggini N, Wieland M, Wild de M, Rupp F, Geis-Gerstorfer J, et al. Biomechanical evaluation of the interfacial strength of a chemically modified sandblasted and acid-etched titanium surface. J Biomed Mater Res A. 2006;78(2):291-7.

44. Bornstein MM, Valderrama P, Jones AA, Wilson TG, Seibl R, Cochran DL. Bone apposition around two different sandblasted and acid-etched titanium implant surfaces: a histomorphometric study in canine mandibles. Clin Oral Implants Res. 2008;19(3):233-41.

45. Schwarz F, Herten M, Sager M, Wieland M, Dard M, Becker J. Histological and immunohistochemical analysis of initial and early osseous integration at chemically modified and conventional SLAs titanium implants: preliminary results of a pilot study in dogs. Clin Oral Implants Res. 2007;18(4):481-8.

46. Lai HC, Zhuang LE, Zhang ZY, Wieland M, Liu X. Bone apposition around two different sandblasted, large-grit and acid-etched implant surfaces at sites with coronal circumferential defects: an experimental study in dogs. Clin Oral Implants Res. 2009;20(3):247-53.

47. Gong D, Grimes CA, Varghese OK, Chen Z, Hu W, Dickey EC Titanium oxide nanotube arrays prepared by anodic oxidation. J Mater Res. 2011;16(12):3331-4.

48. Zhou X, Nguyen NT, Özkan S, Schmuki P. Anodic TiO_2 nanotube layers: why does self-organized growth occur: a mini review. Electrochem Commun. 2014;46:157-62.

49. Ishizawa H, Ogino M. Formation and characterization of anodic titanium oxide films containing Ca and P. J Biomed Mater Res. 1995;29(1):65-72.

50. Zhu X, Kim KH, Jeong Y. Anodic oxide films containing Ca and P of titanium biomaterial. Biomaterials. 2001;22(16):2199-206.

51. Li LH, Kong YM, Kim HW, Kim YW, Kim HE, Heo SJ, Koak JY. Improved biological performance of Ti implants due to surface modification by micro-arc oxidation. Biomaterials 25(14):2867-75.

52. Yerokhin AL, Nie X, Leyland A, Matthews A, Dowey SJ. Plasma electrolysis for surface engineering. Surface Coatings Technol. 1999;122(2):73-93.

53. Sul YT, Johansson C, Wennerberg A, Cho LR, Chang BS, Albrektsson T. Optimum surface properties of oxidized implants for reinforcement of osseointegration: surface chemistry, oxide thickness, porosity, roughness, and crystal structure. Int J Oral Maxillofac Implants. 2005;20(3):349-59.

54. Oliveira NC, Moura CC, Zanetta-Barbosa D, Mendonça DB, Cooper L, et al. Effects of titanium surface anodization with CaP incorporation on human osteoblastic response. Mater Sci Eng C Mater Biol Appl. 2013;33(4):1958-62.

55. Park TE, Choe HC, Brantley WA. Bioactivity evaluation of porous TiO2 surface formed on titanium in mixed electrolyte by spark anodization. Surf Coat Technol. 2013;235:706-13.

56. Schlegel P, Hayes JS, Frauchiger VM, Gasser B, Wieling R, Textor M, et al. An in vivo evaluation of the biocompatibility of anodic plasma chemical (APC) treatment of titanium with calcium phosphate. J Biomed Mater Res B Appl Biomater. 2009;90(1):26-34.

57. Lee J, Lee J,Lim Y. In vitro investigation of anodization and CaP deposited titanium surface using MG63 osteoblast-like cells. Appl Surf Sci. 2010;256(10):3086-92.

58. He J, Zhou W, Zhou X, Zhong X, Zhang X, Wan P, et al. The anatase phase of nanotopography titania plays an important role on osteoblast cell morphology and proliferation. J Mater Sci Mater Med. 2008;19(11):3465-72.

59. Rad AT, Novin M, Solati-Hashjin M, Vali H, Faghihi S. The effect of crystallographic orientation of titanium substrate on the structure and bioperformance of hydroxyapatite coatings. Colloids Surf B Biointerfaces. 2013;103:200-8.

60. Yetim A. Investigation of wear behavior of titanium oxide films, produced by anodic oxidation, on commercially pure titanium in vacuum conditions. Surface Coatings Technol. 2010;205(6):1757-63.

61. Alves AF, Oliveira F, Wenger, P. Ponthiaux J, Celis P, Rocha L. Tribocorrosion behaviour of anodic treated titanium surfaces intended for dental implants. J Phys D Appl Phys. 2013;46(40):404001.

62. Alves SA, Bayón R, Igartua A, Saénz de Viteri V, Rocha LA. Tribocorrosion behaviour of anodic titanium oxide films produced by plasma electrolytic oxidation for dental implants. Lubr Sci. 2013;26(7-8):500-13.

63. Felgueiras HP, Castanheira L, Changotade S, Poirier F, Oughlis S, Henriques M, et al. Biotribocorrosion (tribo-electrochemical) characterization of anodized titanium biomaterial containing calcium and phosphorus before and after osteoblastic cell culture. J Biomed Mater Res B Appl Biomater. No prelo 2014.

64. Garsivaz Jazi M, Golozar M, Raeissi K, Fazel M. Evaluation of corrosion and tribocorrosion of plasma electrolytic oxidation treated Ti-6Al-4V alloy. Surf Coat Technol. 2014;244:29-36.

65. Ferraz MP, Monteiro FJ, Serro AP, Saramago B, Gibson IR, Santos JD. Effect of chemical composition on hydrophobicity and zeta potential of plasma sprayed HA/CaO-P2O5 glass coatings. Biomaterials. 2001;22(23):3105-12.

66. Bagno A, Di Bello C. Surface treatments and roughness properties of Ti-based biomaterials. J Mater Sci Mater Med. 2004;15(9):935-49.

67. Tinsey D, Watson CJ, Russell JL. A comparison of hydroxylapatite coated implant retained fixed and removable mandibular prostheses over 4 to 6 years. Clin Oral Implants Res. 2001;12(2):159-66.

68. Alves Jr C. Nitretação a plasma: fundamentos e aplicações. Natal: EDUFRN. 2001.

69. Guerra Neto CLB. Avaliacão da osseointegração de implantes de titânio nitretados em plasma [tese]. Natal: UFRN; 2006.

70. Alves Jr C, Guerra Neto CLB, Morais GHS, da Silva CF, Hajek V. Nitriding of titanium disks and industrial dental implants using hollow cathode discharge. Surf Coat Technol. 2006;200:3657-63.

71. Da Silva JSP, Amico SC, Rodrigues AON, Barbosa CAG, Alves Jr C, Croci AT. Osteoblastlike cell adhesion on titanium surfaces modified by plasma nitriding. Int J Oral Maxillofac Implants. 2011;26(2):237-44.

72. Barrere F, Snel M, Van Blitterswijk C, de Groot K, Layrolle P. Nano-scale study of the nucleation and growth of calcium phosphate coating on titanium implants. Biomaterials. 2004;25(14):2901-10.

73. Habibovic P, Li J, van der Valk CM, Meijer G, Layrolle P, van Blitterswijk CA, et al. Biological performance of uncoated and octacalcium phosphate-coated Ti6Al4V. Biomaterials. 2005;26(1):23-36.

74. Barrère F, van der Valk CM, Dalmeijer RA, van Blitterswijk CA, de Groot K, Layrolle P. In vitro and in vivo degradation of biomimetic octacalcium phosphate and carbonate apatite coatings on titanium implants. J Biomed Mater Res A. 2003;64(2):378-87.

75. Agata De Sena L, Calixto De Andrade M, Malta Rossi A, de Almeida Soares G.Hydroxyapatite deposition by electrophoresis on titanium sheets with different surface finishing. J Biomed Mater Res. 2002;60(1):1-7.

76. Peter B, Pioletti DP, Laïb S, Bujoli B, Pilet P, Janvier P, et al. Calcium phosphate drug delivery system: influence of local zoledronate release on bone implant osteointegration. Bone. 2005;36(1):52-60.

Capítulo 10 – Manutenção dos implantes

1. Magini R S, Bianchini MA, Schiochett C, Souza J G O, Benfatti C A M. Estratégias Para Prevenção/ Aumento de Rebordo na Região Anterior. In: Oppermann R V, Rösing C K, Weidlich P, Fiorino T. Periodontia Para Todos – Da Prevenção Ao Implante. 1ª Ed. Nova Odessa, SP: Editora Napoleão; 2013; 316-330.

2. Pereira M G. Epidemeologia: Teoria e Prática. 1ª Ed. Rio de Janeiro: Guanabara – Koogan; 1995; 30-48.

3. Haas AN, Oliveira JAP, Rios FS, Costa RS. Ocorrência e Fatores de Risco às Doenças Periodontais: Uma Visão Para o Clínico. In: Oppermann R V, Rösing C K, Weidlich P, Fiorino T. Periodontia Para Todos – Da Prevenção Ao Implante. 1ª Ed. Nova Odessa, SP: Editora Napoleão; 2013; 30-43.

4. Sanz M, Van Winkelhoff A J. Periodontal Infection: undestanding the complexity – consensus of the seventh European Workshop on Periodontology. J Clin Periodontol. 2011; 38 (suppl.11): 3-6.

5. Offenbacher S, Heasman P, Collins I. Modulation of host PGE2, secretion as determinant of periodontal disease. J Periodontol.1993; 64:432-444.

6. Mombelli A, Tonnetti M, Lehmann B, Lang N P. Topographic distribuition of black – pigmenting anaerobes before and affter treatment by local delivery of tetracycline (higienic phase). J Clin Periodontol.1996; 23: 906-913.

7. Lang NP, Tan WC, Krähenmann MA, Zwahlen M. A systematic review of the effects of full- mouth debridement with and without antiseptics in patients whith cronic periodontitis .J Clin Periodontol.2008; 35 (suppl.8): 8-12.

8. Quirynen M et al. Full vs partial-mouth disinfection in the treatment of periodontal infections: short-term clinical and microbiological observations. J Dent Res.1995; 74:1459-1467.

9. Mombelli A, Décallet F. The caracteristics os biofilmes in peri-implant disease. J Clin Periodontol.2011; 33 (suppl 11): 203-213.

10. Berglundh T, Persson L, Klinge B. A systematic rewiew of incidence of biological and technical complications in implant dentistry reported in prospective longitudinal studies of last 5 years. J Clin Periodontol. 2002; 29 (suppl.3):197-212.

11. Pjetursson BE et al. A systematic review of the survival and complication rates of fixed partial dentures (FPDs) after an

observation period of at least 5 year. I. Implant- supported FPDs. Clin Oral Impl Res. 2004; 15:625-642.

12. Lindhe J,Meyle J.Peri-implant diseases: consensus report of the sixth European Workshop on Periodontology. J Clin Periodontol. 2008; 35 (suppl.8):282-285.

13. Lang NP, Bosshardt DD, Lulic M. Do mucositis lesions around teeth? J Clin Periodontol.2011; 38 (suppl.11): 182-187.

14. Albrektsson T, Isidor F. Consensus report of session IV. In: Lang NP, Karring T. (eds).Procedings of the first European Workshop on Periodontology, pp. 365-369. London: Quintessence.

15. Renvert S, Roos-Jansäker AM, Claffey N. Non-surgical treatment of peri- implant mucositis and peri-implantitis: a literature review.J Clin Periodontol. 2008; 35(suppl.8):305-315.

16. Salvi GE et al. Reversibility of experimental peri-implant mucositis compared to experimental gingivitis in man. Clin Oral Impl Res.2012; 23:182-190.

17. Lang NP, Berglundh T.Peri-implant diseases: where are we now? Consensus of the Seventh European Workshop on Periodontology. J Clin Periodontol. 2011; 38(suppl.11):178-181.

18. Pontoriero R et al.Experimentally induced peri-implant mucositis. A clinical study in humans. Clin Oral Impl Res.1994; 5:254-259.

19. Löe H, Theilade E, Jensen SB. Experimental gingivitis findings at failing implants. J Periodontol. 1965; 36: 177-187.

20. Costa FO, Cota LOM, Cyrino RM, Ferreira SD. Ocorrência E Fatores De Risco Às Doenças Peri-implantares. In: Oppermann R V, Rösing C K, Weidlich P, Fiorino T. Periodontia Para Todos – Da Prevenção Ao Implante. 1ª Ed. Nova Odessa, SP: Editora Napoleão; 2013; 44-57.

21. Atieh MA et al. The frequency of peri-implant diseases: a systematic review and meta-analisys. J Periodontol. 2013; 84 (11): 1586-1598.

22. Clafey N et al. Surgical treatment of peri-implantitis. J Clin Periodontol. 2008; 35 (suppl 8) 316-332.

23. Cortelli SC, Duarte PM, Cortelli JR. Periodontite e Peri-implantite São Doenças Distintas? In: Oppermann R V, Rösing C K, Weidlich P, Fiorino T. Periodontia Para Todos – Da Prevenção Ao Implante. 1ª Ed. Nova Odessa, SP: Editora Napoleão; 2013; 60-71.

24. Rego RO, Furlaneto FAC, Silveira VRSS, Moreira MMSM. Diagnóstico Periodontal e Peri- implantar. O Que Há De Novo? In: Oppermann R V, Rösing C K, Weidlich P, Fiorino T. Periodontia Para Todos – Da Prevenção Ao Implante. 1ª Ed. Nova Odessa, SP: Editora Napoleão; 2013; 72-85.

25. Fernandes MI, Cavagni J, Rösing CK. Avaliação Longitudinal Do Paciente Tratado E Reabilitado Com Implantes. In: Oppermann R V, Rösing C K, Weidlich P, Fiorino T. Periodontia Para Todos – Da Prevenção Ao Implante. 1ª Ed. Nova Odessa, SP: Editora Napoleão; 2013; 334 -345.

26. Heitz- Mayfield LJ, Trombelli L, Heitz F, Needleman I, Moles D. A systematic review of the effect of surgical debridement vs non surgical debridement for the treatment of chronic periodontitis. J Clin Periodontol. 2002; 29(suppl.3):92-102.

27. Axelsson P, Lindhe J. The significance of maintenance care in the treatment of periodontal desease. J Clin Periodontol. 1991; 8(4): 282-294.

28. Gaunt F et al. The cost-effectiveness of supportive periodontal care for patients with chronic periodontitis. J Clin Periodontol. 2008; 35(suppl. 8): 67-82.